対人コミュニケーション入門

看護のパワーアップにつながる理論と技術

本書は発行元がライフサポート社から照林社へ変更しました。
2022年7月10日初版第7刷発行の『対人コミュニケーション入門』と同一の内容です。

渡部富栄 著

照林社

目次

はじめに

　本書はナースの対人コミュニケーションのスキルについて、理論と技術を学べることを目的にしたものである。分厚くない、1つ1つのスキルの使い方が分かる、しかも学生からある程度キャリアを積んだナースまでが使えるものと、野心的なことを考えて作った。

　第1章は、コミュニケーション理論から、特に意味づけの解釈の重要性を強調した内容になっている。ナースがコミュニケーション・スキルを学ぶ上で押さえるべき基礎知識だ。

　第2章は対人コミュニケーションのスキルで、11セクションに分かれている。本書の中では「患者（や家族）」を対象にした書き方になっていることが多いが、一般的な対人コミュニケーションにも共通する内容だ。聴く、質問、自己開示、フィードバック、投げ返し、説明のスキルなどは、本書の後半のナースの実践スキルの要素になる技術であるので、よく読んでいただきたい。

　第3章は、現場のナースが関心を持つ治療的コミュニケーションである。このコミュニケーションは患者との関係作りがベースだ。それを押さえながら、現場で使える、治療コミュニケーションのスキルの習得を目指す。

　第4章は、多職種協働チームの中でナースが存在感を高めるのに必要な力を身につけられるような内容を選んだ。医療チームにおける日常の実践だけでなく、所属部署や外部の会議などでもナースの成果が正当に評価されるコミュニケーションを念頭に構成している。

　第5章はコンフリクト・アプローチを取り扱う。患者や家族、チームのメンバーなどいろいろな人が入り乱れる臨床現場ではコンフリクト（ニーズが対立する中で生じる緊張）は避けることはできない。コンフリクトの仕組みと、対策を講じて問題を乗り越え、強い関係づくりができる方法を検討する。

それ以外に、本書の構成の特徴としては、次のものがある。

　各章には、Preview（プレビュー）があり、その章の概要や背景情報などを把握できるようになっている。

　Episode は合計 8 つあり、第 1 章は 2 つ、2 章は 3 つ、3 章から 5 章までは各 1 つずつ、配置されている。読者が学習ポイントをイメージしやすいように、実際の状況をもとに編みこんだストーリーだ。

　Words of Wisdom は全部で 25 あり、各章や各セクションのテーマに関連した言葉で、まさに、先人の経験と学びが凝縮した Wisdom（英知）である。ナースとして、また人として、生きていく上で、困ったとき、行き詰ったときに、知恵と勇気を与えてくれるものであればと願って記した。

　「コミュニケーションの知識 1 ～ 5」は、コミュニケーション関係の理論などからの知識で、特にナースに関連性のあるものを限定して選んでいる。

　学んだ知識を実践する「演習」が、各セクションの終わりにある。自分で、またクラスや友人などとのグループ・ワークで使っていただきたい。

　第 2 章以降のスキルの説明では、実践に応用しやすいように、実際の例を数多く組み入れている。

　コミュニケーションは、先天的な才能やセンスある人のものではない。豊かな生活を過ごせるために、全ての人がその能力を常に磨いていくものだ。また、コミュニケーション能力は、学習して身につけていくものである。学習可能なもののすばらしいところは、学習を続ければ成長は無限大だ。ただ、要注意は、学習を怠るとどんどん貧弱になってしまうことである。

　その意味からいうと、コミュニケーション能力は、単なる「話し上手」な能力ではなく、生きていく中で、コミュニケーションの学習を続ける自己努力の力、

それを支える人生の生き方も抱合した能力のことを指しているといえよう。コミュニケーションの成長は、人間としての成長でもあるのだ。

コミュニケーションは、それを身につける人間をエンパワー[1]し、格差を縮めて、対等な立場に押し上げる。現在のチーム医療の中で、ナースが存在感を高めることは、人々が確実に質の高い看護を受けられることを意味する。ナースがコミュニケーション能力を身につけることは、社会全体の幸福と福祉に大きな貢献をすることなのだ。

末永く、楽しく、学んでくださることを期待する。

では、これから一緒に、コミュニケーションの学びの扉を開けよう。

1 エンパワー /
エンパワーメント
（empower /
empowerment）:
社会や組織のメンバーの一人ひとりが発展や改革に必要な力をつけること

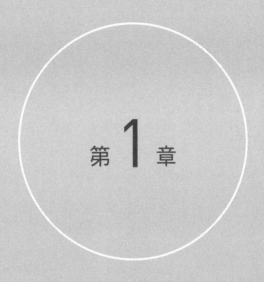

第 1 章

コミュニケーションの仕組み

Words of Wisdom 1

人が何かを始める時、かならず戸惑いがある。

初めての教室に入る時、初めて車で道に出る時、

初めてバイトをする時、初めて誰かに好きだという時。

人生の中に「初めて」は、たくさんある。

人には「たかが、そんな事で」と言われる「初めて」もあるでしょう。

でも忘れないで 小さな「初めて」を乗り越える時に

あなたは成長している事を

——作者不明

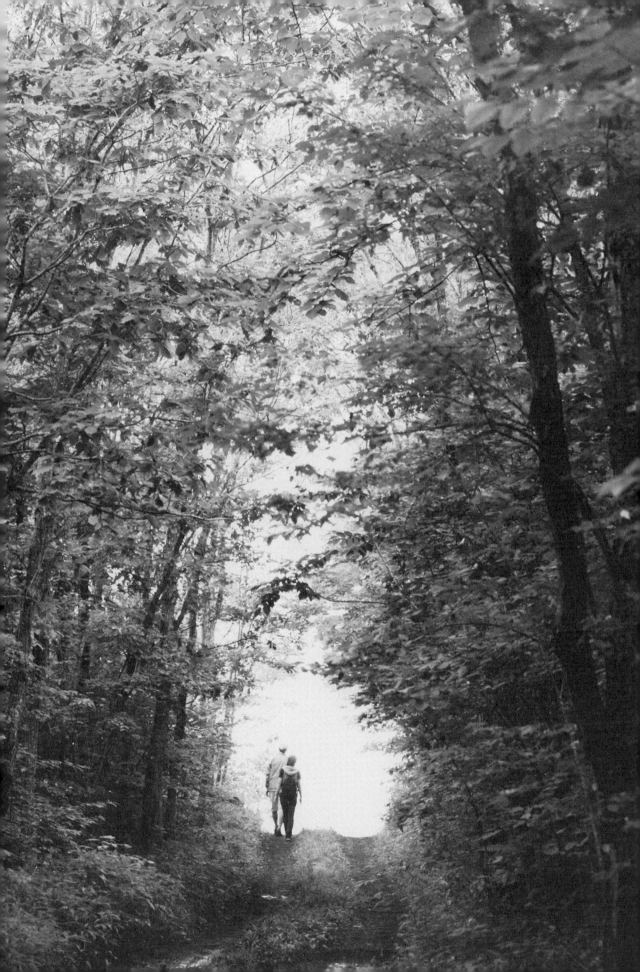

Preview プレビュー

　読者の中には、「言葉はシンボル（記号）であってそれ自体に意味はない」ということを聞いたことがある人がいるかもしれない。つまり、言葉に意味づけをしているのは人間だということだ。だから、問題が生じる。話し手が言葉を使って伝えた意味を、聞き手が正確に意味づけできるとは限らないからだ。対人間には、常に、意味づけを邪魔する要素が存在する。話し手と聞き手に話の前提が違うときは、意味が変わってくる。そうして、「誤解」、「コミュニケーションが悪い」といった言い方がされる状況が起こるのだ。

　対人コミュニケーションの基本的な構図を整理すると、いろいろな構成要素があることが分かる。特に、ノイズ、非言語、コンテキスト／文脈といった重要な要素の作用や役割を正しく理解することは、対人コミュニケーションを学ぶ上で不可欠だ。

　以上のことを含め、第1章では、コミュニケーションの理論から、ナースに必要な知識を選び、説明する。第2章以降の具体的なコミュニケーションスキルを学ぶ前提になる、きわめて重要な基礎知識だ。

1.1 コミュニケーションとは 意味づけのプロセス

Words of Wisdom 2

怒りで頭が一杯になると、真実は消えていく
——ドイツのことわざ

Episode 1 ・・・

　新規入院患者の神田さんが病棟にやってきた。担当ナースの川上さん、病棟内をひと通り案内したあと、病歴をとるつもりだ。でも、いつも使う病棟の相談室とカンファレンス室は、別のスタッフが使っている。目下、話ができる部屋は、物品室として使っている部屋しかない。空いている部屋がないときに使うことがあるところだ。部屋自体は広く、机と椅子もあるが、半分は、スペアの医療物品が置かれている。「仕方がない。そんなに時間はかからないと思うから、神田さんには申し訳ないけど、物品室でアナムネをとるか」と川上さん。

　川上ナース　（部屋に案内して）「神田さん、どうぞお入りになってください」

　神田さん　（患者）「はい」（ちょっと、緊張気味で部屋の中をきょろきょろ見ている。心の中で　「あっ、注射器だって。横にある箱は　"注射針"って書いてある。いろんなものがあるな。右の棚にある緑の布にくるまれた四角いもの。袋に入っているけど。あれはテレビの病院ドラマで、手術をするときに看護師さんが広げていたものだ。こんなところで手術をするのかな…」）

　川上ナース　「こういうときに使う部屋が使用中なので、少し狭いですが、このお部屋で入院までのお話を伺わせてください。神田さん、よろしいですか？」

　神田さん　「ええ…はい」（部屋のあちこちに目をやっている）

　川上ナース　「今一番気になることは何ですか？」

　神田さん　「いろんなものがあるんですね。やっぱり大きな病院だなあ…」

　川上ナース　「今、身体で一番気になることをお伺いしています。それは…」

　話の途中でナースが１人、バタバタと走るように入ってきた。「また、新患の搬送よ。ちょっと、手袋の箱をとって。早く」。

　入れ替わりにまた、また違うナースが顔を出して　「主任さんはそこに、いますか？」

5

やっと静かになったので、話を再開しようと思ったら、窓の外から、病院の拡張工事の音がガーン、ガーン。

　川上ナース「ごめんなさいね。ざわざわして」といいながら、壁の時計を見る。（川上ナースの心の中「時間がない。どうしよう」）

　神田さん「大丈夫です」。不安なそうな顔。（神田さんは、それまで、興味津々で見回していたのに、ちょっと、硬くなっている）

　（神田さんの心の中：「忙しそうだな。悪い患者さんがいるのかな。病院だからな。ぼくは大丈夫かな」）

　さて、この場面を、読者は、どのように考えるだろうか？

> 　コミュニケーションの阻害要因をノイズという。この例にはノイズがたくさんある。余計な人の出入りや工事の音は物理的ノイズだ。物品室内の医療用品に神田さんの関心が向かい、川上ナースの話を聞くのも気がそぞろという状態は、神田さんの中に心理的ノイズが生じた結果である。加えて、手袋を取りに来たナースの「急患」や「搬送」という言葉とただならぬ様子から、さらに、不安という心理的ノイズを神田さんの中に生み出したようだ。このような状態で、川上ナースは少し、あせったのだろうか。壁の時計を見てしまった。神田さんはそれを見て、忙しい病棟から、悪い患者、そして自分の状態へとつなげて不安な気持ちを強めたのかもしれない。入院最初の病歴採取の時間は、基本的な情報収集と今後の看護や保健指導の必要性のアセスメントを開始しする重要なときだ。しかし、事情はあったにせよ、物理的ノイズの多い、不適切な場所を選んだ結果、注意の散漫と不安という心理的ノイズを患者に生じさせてしまった。神田さんの本心は「大丈夫です」という言葉ではなく、表情の方であることに、注目すべきだろう。

 学習のポイント

コミュニケーションはメッセージから、内容と関係を考えて意味づけするプロセスであることを認識する

キーワード

シンボル（記号）、シンボル化（encoding）、解読（decoding）、言語／非言語

メッセージ、話し手（送り手）、聞き手（受け手）、意味、ノイズ、文脈／コンテキスト（context）

1.1.1 メッセージのキャッチボール

コミュニケーションにおいて、言葉（言語）はあくまでもシンボル（記号）であり、意味は言葉自体にあるわけではない。言語だけでなく、非言語メッセージ[1]も含めて、内容と関係、そして文脈と照らし合わせながら意味づけしていくプロセスがコミュニケーションだ。このプロセスでは、メッセージの送り手（話し手）と受け手（聞き手）が役割を交替しながらメッセージ交換を行う。野球のキャッチボールや、卓球／テニスのラリーのようなイメージだが、単なるメッセージの応酬ではなく、関係する対人間で相互に影響を及ぼし合う。言語および非言語メッセージを使って、互いに考えや感情を創造したり変更させたりし合う継続的なプロセスなのだ。

1.1.2 対人コミュニケーションの構図

この対人コミュニケーションの構図を単純化したものが図1である。考えや感情をシンボル化[2]（記号化：encoding）したものが言語あるいは非言語メッセージだ。メッセージの伝達経路はチャネル[3]といわれ、人間の五感[4]がそれを果たす。だから、聴覚や視覚、触覚だけでなく嗅覚や味覚も働く。チャネルを使ってメッセージを伝えられた受け手は、メッセージを解読[5]（decoding）して意味を読み取る。今度は受け手が送り手になり、解読した意味に対して、抱いた自分の考えや感情をシンボル化して相手にメッセージを送る。

プロセスはこれだけではなく、図1にあるように、ノイズ[6]（阻害要因）として、騒音（物理的ノイズ）、不安（心理的ノイズ）、年齢・性・地位（社会的ノイズ）、音声や文法それに意味のずれ（シンボルノイズ）が存在し、影響を与える。Episode 1 では、多くのノイズがあった。

そして、メッセージが生ずる状況（コンテキスト、文脈[7]）が意味を理解する上で重要な要素になる。

---

1 言語メッセージ（verbal message）：言葉で伝達する情報内容
　非言語メッセージ（nonverbal message）：口調、表情、動作など言葉以外で伝達する情報内容

2 シンボル化：記号化（encoding）、記号にすること

3 チャネル（channel）：メッセージの伝達経路

4 五感：感覚の総称（視覚、聴覚、嗅覚、味覚、触覚）

5 解読（decoding）：意味を読み解くこと

6 ノイズ（noise）：コミュニケーションの阻害要因（物理的・心理的・社会的・シンボルノイズ）

7 コンテキスト／文脈（context）：メッセージが生じる状況・背景

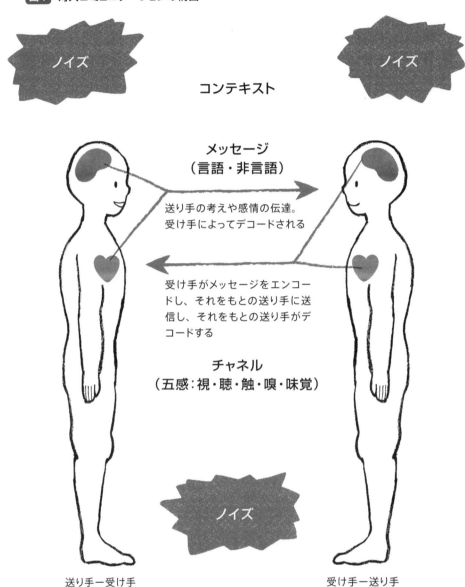

図1 対人コミュニケーションの構図

ノイズ

ノイズ

コンテキスト

メッセージ
（言語・非言語）

送り手の考えや感情の伝達。
受け手によってデコードされる

受け手がメッセージをエンコードし、それをもとの送り手に送信し、それをもとの送り手がデコードする

チャネル
（五感：視・聴・触・嗅・味覚）

ノイズ

送り手ー受け手

受け手ー送り手

コミュニケーションの知識 1

コミュニケーションの構成要素

● 言語メッセージ

　言葉は、人間がコミュニケーションなどの知的な活動をするときにシンボルと

して使われる。言葉なしでは、情報の分類や記録、感情の表現はできず、自分の立場を明確にすることも困難になる。

　言葉は人間の頭の中の考えや感情などを圧縮したものなので、曖昧な部分はある。また、シンボルには指示物（指しているもの）を伴うが、指示物は、シンボルを使う人とその人の意図で変わってくる。その結果、シンボルの送り手と受け手で、指示物の解釈にずれが生じることがある。メッセージの送り手は、自分の意図したように受け手が解釈できる形で、メッセージを送るべきであるし、メッセージの受け手は送り手の立場に立って（共感して）、メッセージを考えていく必要がある。

　患者や家族に対する説明で、医療者が専門用語を使わないようにするのは、このような理解のずれが患者側に起こるおそれがあるからだ。コミュニケーションは共通の言葉で行うことが原則である。患者と家族が分かる言葉を使って、丁寧に説明しなければならない。医療の専門用語は医療者のみが知っている言葉だからだ。

● 非言語メッセージ

　口調や表情、動作など、言葉以外で伝達する情報内容が非言語メッセージである。言語がデータだとすると、非言語はデータを操るソフトウェアだと例えられる。その意味は、言語よりも上位のコミュニケーションで、コミュニケーション全体の意味を決めるものが非言語メッセージだということだ。

　つまり、非言語は本心を表す。言語はうそをつけても非言語ではうそはつけないということなのだ。もちろん、看護のコミュニケーションにおいても、従来から、非言語メッセージの重要性は強調されてきた。ただ、ここで、ナースに知っておいてほしい非言語に関する基本知識をもう一度、整理したい。そのため、非言語メッセージについては、次のセクションで、別に、説明する。

● コンテキスト

　コンテキストとは、コミュニケーションが生じている状況、背景、文脈のことだ。本書では特に、言葉の使い方にまつわる状況については「文脈」を用いる。同じメッセージでもコンテキストが変わると、意味が異なり、効果が変化する。コンテキストには、個別の対人関係、社会および文化に関するものがある。コンテキストの重要性は別のセクションで、また具体的にどのようにコンテキストに

注目してメッセージを理解していくのかは、本書を通じて必要に応じ、事例の中で説明する。

● ノイズ

ノイズは「雑音」、つまりコミュニケーションの阻害要因のことである。受け手がメッセージを解釈するとき、その解釈を変えてしまうおそれのあるものだ。もとは電気通信で使われていた言葉である。対人コミュニケーションにおけるノイズには次のものがある。

物理的ノイズは、騒音、照明、温度や湿度などの環境因子で、Episode 1に見られた人の出入りや工事の音のことだ。このように、明らかに物理的なノイズが大きい場所は、患者から話を聴くのに適切ではない。

心理的ノイズは、Episode1の神田さんにあった、コミュニケーションを阻害する不安や心配など心理的な問題のことである。ナースにも心理的ノイズは生じる。心ここにあらずの状態で仕事をしていると、患者だけでなく同僚やチームの人たちとのコミュニケーションがうまく行かなくなってしまう。

言語的ノイズは、言語関連の問題がコミュニケーションの阻害要因になっている場合をいう。例えば、同じ言語でも、年齢や性別、国や地域の違いで、微妙に違う（方言など）ことがある。このために、コミュニケーションがうまくいかなくなることを指す。

コミュニケーション・ノイズは見逃されがちだ。しかし、メッセージ解釈に大きな影響を与えるので、考慮すべき重要な因子である。

コミュニケーションの知識 2

コミュニケーションは必ず存在する[8]

いかなる状況でも、人間がコミュニケーションを完全になくしてしまうことは不可能だ。専門的にはこれを、コミュニケーションの不可避性[9]という。不可避性は、非可逆性[10]、非反復性[11]とともにコミュニケーションの3大特徴[12]だとされている。

メッセージは言語および非言語シンボルで伝達される。だから、言葉はなくて

8 『コミュニケーションは必ず存在する』：コミュニケーションの不可避性のこと。心理学からコミュニケーションを定義したワツラヴィックの'One Cannot Not Communicate.'の訳（著者訳）

9 コミュニケーションの不可避性：コミュニケーションを完全に止めることはできない

10 コミュニケーションの非可逆性：コミュニケーションはあとから取り消せない

11 コミュニケーションの非反復性：コミュニケーションに同じ繰り返しはない

12 コミュニケーションの3大特徴：コミュニケーションの不可避性・非可逆性・非反復性

も何らかのメッセージは、いつも伝えられている。無視された人間がそこに意味を理解すればコミュニケーションになる。だから、どのような状態でもコミュニケーションは必ず存在する。

　「あの患者は何も話してくれない」、「コミュニケーションが取れないんです」と言いたくなったら、「コミュニケーションは必ず存在する」ことを思い出し、患者が送るメッセージだけでなく、その患者へ送る自分（ナース）のメッセージを、言葉だけでなく非言語面からも見直してほしい。コミュニケーションは取消し不能で、同じことが単純に繰り返されることなく進む。それを考慮すると、ナース自身も何らかのメッセージを患者や家族に出しているはずだ。ナースのメッセージが問題の一因になっている可能性はある。Episode1の川上ナースが壁の時計を見たことは、その例として考えられないだろうか。

演習　自分の身の回りの人を観察しよう。
言葉をしゃべらないとき、どのようなメッセージを出しているだろうか?

1.2 非言語メッセージの影響力とチェック機能

Words of Wisdom 3

言を察して色を見る*

—— (孔子)『論語』から

＊相手の言葉の意味を深く洞察するとともに、顔色を通してその心を知る。
　これが達人たる1つの性格である（諸橋、P.60、1979）

❗ 学習のポイント

1：非言語の役割を理解する

2：ダブル・メッセージの有無で真意がチェックできることを学ぶ

キーワード

非言語メッセージ、メタ・メッセージ、ダブル・メッセージ、周辺言語、沈黙、対人距離、密接距離、個人距離、社会距離、公衆距離、タッチ、動作 / ボディランゲージ、表情 / 視線

1.2.1 非言語は上位のメッセージ

「目は口ほどにものを言う」という言葉にあるように、非言語メッセージは、とても重要な情報源だ。アメリカの研究によると、メッセージの 93% が音声の高低と表情によって伝達される（Levine and Adelman, 1982）。現実的には、ほとんどの場合、非言語は単独ではなく言語と一体となって機能して意味が伝達され、非言語[13] は全体の意味を決めるメタ・メッセージ（上位メッセージ）[14] になっている。

13　言語をデータとすれば、非言語はデータを操るソフトウェアである。だから、コミュニケーション全体をコントロールする「メタ・コミュニケーション」なので、非言語に本当の意味があるとポール・ワツラヴィックは主張した。しかし、その後の研究から、対人関係やコミュニケーションに意図がない場合、非言語の重要性は低下し、1つの情報提供という考えが出てきている。

14　メタ・メッセージ（meta-message、上位メッセージ）：メタとは「上位 / 高次の」という意味で、メタ・メッセージとは「伝えられている真意」のこと

1.2.2 非言語の5つの役割 [15]

　非言語には、5つの役割がある。まず、**言語の代用**として、メッセージを身振り手振りのみで伝える。次は言語の補完をするものとして、例えば外来で、新規の患者に中央検査室までの道筋を説明するとき、「その廊下を左に曲がって」といいながら手でも方向を示す場合だ。3番目は**強調の役割**として、強調すべき言葉とともに動作や表情で重要点を示す。4番目が**矛盾の確認機能**で、非言語が言語と不一致な内容だと相手は非言語を信用する、ということを使ったものだ。「お大事になさってください」とぶっきらぼうに言ったら、「なに、このナースは」と患者や家族は気分の悪い思いをするだろう。この機能は、ナースにとっても患者の真意の確認に使える。これについては、次の段落で詳しく説明する。非言語の最後の役割は**調整機能**で、話し合いの場で、目で合図を送って、話を止めたり続けたりといった指示を話者に送ったりする。

1.2.3 ダブル・メッセージ [16] に注意：真意のチェック機能

　前述の4番目の矛盾の確認に用いる言語と非言語の不一致は「自己不一致 [17]」と言われ、そのようなメッセージはダブル・メッセージと呼ばれる。患者の発言のダブル・メッセージの有無をチェックすることは、患者の本心を判断する重要な指標になる。熟練したナースが、患者の言動に確信が持てないときに、表情や動作の変化を見るといったことを聞いたことがあるかもしれない。言葉は本心を隠せても、表情や身体の動きは隠せない。**Episode 1** の最後で、患者の神田さんが「大丈夫」といいながら、表情が大丈夫でなかったのは、まさにその例だ。だから、患者と話をするとき、非言語情報を確認することが重要なのである。

　また、先の「お大事にしてください」の例のように、ナースにもダブル・メッセージがあることを自覚することが必要だ。ナースがダブル・メッセージを送ると、患者や家族が、「あのナースは、口で言っていることと態度が違う」と感じ、ナースの言葉ではなく非言語メッセージを信じるようになる。口ではケアリング、顔はしかめっ面では、せっかくのナースのケアリングが本心ではないと思われるだけ

でなく、不誠実な人（うそつき）と判断され、信頼関係は失われてしまう。

　ここで注意すべきことは、**非言語情報の解読はメッセージの受け手に委ねられていることだ**。人間のコミュニケーションである以上ダブル・メッセージを完全に排除はできない。だからこそ、援助を受ける患者に対しては、**ナースは、自分の非言語情報がどのように受け止められるのか、常に敏感になる必要があるのだ**。

コミュニケーションの知識 3

非言語コミュニケーションの要素

● 周辺言語[18]

　声の大きさやピッチ（高低）・トーン（調子）、抑揚、話す速度など、言葉ではなくその周辺部分を周辺言語という。言語自体に伴うものだが、分類としては非言語コミュニケーションに含まれる。周辺言語を細かく変えることで、言葉で表しにくい感情を表現できる。相手が理解できる発言をするには、自分の発する言葉の意味や意図に整合したピッチやトーンを使う必要がある。高いピッチの急いだ様子の声、また大声や曖昧さを感じる声では、患者はケアリングを感じない。ナースが、柔らかでゆったり安定した声を出すことで、患者や家族はケアリングを感じ、ナースの発言の意図をよく理解するとともに、安心して応答してくれる。「お話を聴かせてください」と患者や家族に求めるとき、ナースは、どのように周辺言語を整えたらよいだろうか？

　周辺言語には、ナースが治療的コミュニケーション（第 3 章参照）で用いる「沈黙」も含まれる。沈黙してもケアリングは表現し続ける。そうすることで患者の自己開示[19]は促される。一般的な発言では、ポーズ（間をとる）を上手く使えば、発言の意図を効果的に伝えることができる。会議の場で、強調点の前で一息間をおく — （このあとに重要なことが続くと、聞き手に期待させる効果がある） — インパクトはぐっと高まる（p97 参照）。

● スペース（空間）[20]

　人類学者エドワード・ホール（Edward Hall）が「プロクセミックス」（近接

18　周辺言語：声の大きさ・ピッチ（高低）・トーン（調子）、抑揚、話す速度など、言葉ではなく、その周辺部分のこと

19　自己開示(self-disclosure)：自分のことを話すことで、対人コミュニケーションでは、重要なスキルの 1 つ（自己開示のセクション p62-72 を参照）

20　スペース(space)：空間のこと。本書では必要な対人距離のことをいう

学：proxemics）という言葉を作ってアメリカ人が守る４つの対人距離[21]を説明した。密接距離[22]が 45cm ぐらいまで、個体（個人）距離[23]は１m 前後、社会距離[24]が１〜３m、公衆距離[25]が３m 以上である。密接距離は恋人同士などの関係、個人距離は初対面の場合、社会距離は面接などの場面、公衆距離は講義や講演などの場合の対人間の距離になる。個人距離が１m ということは、１m 以内に人が迫ってくると、「圧迫感」を認識する状況である。対人距離の侵害は脅威になる。だから、ナースも上記の対人距離を参考に立ち位置を考える必要がある。

　ナースにとって空間は、スペースの確保だけでなく、「距離を縮め」ぬくもりを表現する有効な方法でもある。患者や家族との距離を縮める必要があるのか、それとも空間を侵害しないように配慮すべきなのかの判断は、治療的関係を進める重要な要素だ（p130 を参照）。状況に応じ、誤解をされないように距離を定めていく必要がある。

● タッチ

　ナースにとって、患者に対する最も強力な非言語コミュニケーションのスキルだ。タッチによってケアリングと安心を与えることができる。ヒーリングタッチという、専門性の高いスキルを提供できるナースもいる。ただ、どこにいつ触れるかについては誤解を招かないように配慮する必要がある。文化的配慮が必要で、イスラムや正統派ユダヤ教徒などは夫婦以外の男女が触れることを禁じている。

● 動作 / ボディーランゲージ[26]

　相手の感情を判断する有効な方法は、姿勢、身体の動きとリズム、ジェスチャーなどのボディランゲージの変化を見ることだ。頭を上げ胸を張っていると自信がある、下向きだと自信がない、悪い情報を聞いて頭を含め身体全体がガクッと下がると落胆、小刻みな身体の動きは不安、力は感じても方向が定まらない場合は怒りの表現になる。

● 表情と視線

　視線も含め表情は動作に含まれるものだが、感情を表す非言語情報として特に重要だと考えられているために、このように別項目として説明する。特にアイ

21　４つの対人距離：密接距離、個体（個人）距離、社会距離、公衆距離

22　密接距離：45cm 以内／恋人同士など

23　個体（個人）距離：1m 前後／初対面

24　社会距離：1〜3m ／面接など

25　公衆距離：3m 以上／講演や講義

26　ボディーランゲージ（body language）：身体言語、身振り手振りなどによる伝達

コンタクトは重要だ。下向きや目をそらす場合は自信のなさや弱さを示す。他方、しっかりと相手の目を見てそれを維持する態度だと自信を表す。しかも相手からは、「自分に関心を持ってくれる、正直で信頼できる人」だと受け取られる。

　視線が定まらずに泳いでいると相手は警戒する。表情は代表的な非言語情報と考えられ、相手の言葉の正しさを確認する手がかりとして重視されている。表情が言語メッセージに整合していると、発言の信頼性は高くなる。驚きや悲しみ、怒り、喜び、嫌悪や軽蔑、恐怖などの感情は、誰でも、表情に出る。ただ、表情が乏しい人の場合は、目と口角が観察ポイントなので、チェックすること。通常、何らかのメッセージが出ている。自己コントロールがしにくい部分だからだ。

● その他

　服装や髪型、アクセサリーなども非言語情報としてメッセージを送っている。信頼されるコミュニケーションでは、服装なども考慮すべき要素になる。

　患者や家族への指導に使われる資料の字の読みやすさ、部屋の温度や照明などの環境要因も、そのときの言語情報の解釈のされ方に影響を与える。これも、非言語メッセージに属す。もし、話者の意図したようなメッセージ解釈を邪魔するものだと、聞き手にとってはノイズになる。

1.3 意味づけのプロセスでは コンテキストを重視する

Words of Wisdom 4

人間はみんな、ちがった目で星をみているんだ。

だけど、相手の星は、みんな、なんにもいわずにだまっている。

——アントワーヌ・ド・サン＝テグジュベリ[27]『星の王子様』から

27 Antoine de Saint-Exupéry (1900-1944) フランスの飛行家、作家

Episode ❷ ....

　病棟の指導ナースが、臨床実習中の看護学生の山田さんと鈴木さん 2 人にそれぞれ、「実習記録について話をするので、来てください」と、同じことを伝えた。

　山田さんはこれまで丁寧に実習記録をとってきている。受け持ち患者の問題点の分析と看護計画の立案と実施、そして評価も出して、アセスメントしたニーズに合わせて当初の計画を変更したことも、整理し記録した。実習が終わって帰宅してからも、遅くまで机に向かって取り組んできたのだ。自分でも自慢したい内容になっていて、「指導ナースから良いコメントをもらえるのでは」とワクワクしている。

　もう 1 人の看護学生の鈴木さんは、記録に自信がない。十分に分析して書いているとはいえない内容だ。実は、実習が終わった後、一昨日は映画、昨日はお気に入りのアーティストのコンサートと、連日、遊びに出てしまった。「記録ができていないから注意されるんじゃないかしら。どうしよう」と不安になっている。

> 　Episode2 では、同じメッセージでも関係を含めたコンテキスト（背景、文脈）の違いで意味は異なることが示されている。このように、同じ言語情報でも、コンテキスト（文脈）が異なれば推論した意味が変わってくる。言葉、文脈、適切な推論については、相手の意図や動機を正確に意味づけして聴き取る場合に大変重要だ。これは、第 2 章の 「聴く」のセクションで詳しく説明する （p41-46 参照）

 学習のポイント

コンテキスト（文脈）が意味づけには重要であることを理解する

1.3.1 高コンテキスト文化の日本

28 高コンテキスト
ト：ハイコンテキス
トともいわれ、文脈
に依存した文化やコ
ミュニケーションを
指すときに使われる
言葉。互いに共有
する背景があって言
葉で表現しなくて意
思の疎通ができる。
　低コンテキスト：
ローコンテキストと
もいわれ、言葉で
表現しなくては理解
されない文化やコ
ミュニケーションの
ことで欧米文化がそ
れに当たる。文化
が違うという面では
医療者と患者間では
低コンテキスト、ま
た、医療チームの
ような多職種から構成
される集団も低コン
テキストなので、言
葉でしっかり説明す
る必要がある。

コンテキストに関しては、高コンテキストと低コンテキスト[28]のコミュニケーションがある。高コンテキストとは、文脈に大きく依存したもので、日本人のコミュニケーションがまさにそれに当たる。日本人には、お互いがすでに共通の情報を持っていることを前提として話をする傾向がある。仲間内だけで通じる、「あうんの呼吸」や「言わなくても分かってもらえる」、また「察し」の文化といわれるものだ。少し前に流行った「空気を読む」という言葉は、何も言わないでコンテキストを察する高コンテキストの文化を指したものだといえるだろう。

家で母親の顔を見て子どもが「ジュース」と言っただけで、おかあさんはジュースを差し出してくれるのが高コンテキストのコミュニケーションだ。子どもが「ジュース」とだけ言っても、お母さんは「ジュースをちょうだい」と解釈してジュースをくれるのである。しかし、欧米の家庭で同じことを子どもが言えば「ジュースがどうしたの?」と尋ねられ、「ジュースだけでは分からないわ。それをどうしたいのかをきちんと最後まで言葉で言わないといけません」と言われるであろう。これが、低コンテキストで欧米人のコミュニケーションの特徴だ。細かく言葉に出して説明していくコミュニケーションなのである。

1.3.2 医療チームでは高コンテキストは 通用しない

前提情報を共有している集団（仲良し集団、家族、いつも一緒に作業や仕事をしている仲間、同職種だけの職場など）だと、空気を読んで機敏に動ける力は「あいつは気が利く」と評価されるかもしれないが、前提情報を共有しない集団（異文化、多職種で構成される職場など）では、高コンテキストで通用したやり方は使えない。その典型が、患者や家族、またナースや医師など多

職種の職員（しかもいろいろな職種が関わる）が出入りする医療現場だ。医療職者間で前提としていることが、患者や家族にはそうではない。また、各医療職者の職種間でも、例えば、ナースが前提にしていることと、医師が前提にしていることが違ったりする。それぞれの人が固有の前提を抱えて集まっているので、いつも自分の集団でやっているように、同じ前提を共有していると疑うこともなく相手に接すると、理解や解釈が行き違い、大きな問題、例えば、患者からのクレーム[29]、職場のコンフリクト[30]、ヒヤリハット[31]や実際の事故につながることがあるのだ。

　この前提共有の甘えともいえる思い込みが、私たちの中にあることを認識し、コンテキストを見分けて推論[32]して、自分の解釈の可否を相手に確認するか、もしくは発言の意味が何なのかを相手に尋ねることが、特に、医療現場では重要になる。

演習 身の回りで観察して、高コンテキストのコミュニケーションだと思う例を挙げてみよう。それが低コンテキストだったら、どう変化するかを考えよう。

29 クレーム：苦情

30 コンフリクト：利害の対立（コンフリクト・アプローチのセクション p169 参照）

31 ヒヤリハット：重大な事故になりかけた事例

32 推論：（主観的な評価や判断をせずに）ある事実をもとに推理していくこと。コミュニケーションにおいて、コンテキスト（文脈）情報をもとに、話者の言葉から、実際の（隠れた）意味や意図を探っていくときに決定的に重要なものが聞き手の推論の力である。

参考文献

1）Arnold,E.C, Boggs, K.U. : Interpersonal Relationships Professional Communication Skills for Nurses,Fifth Edition,Sr.Louis,Missouri : Saunders,2007.

2）Griffin, E. : A First Look at Communication Theory, Seventh Edition,New York : McGraw-Hill,2009.

3）Hall, T. H.: The Hidden Dimension, NY : Anchor, 1990. 邦訳 : かくれた次元 , 日高敏隆・佐藤信行訳 , みすず書房 , 2000.

4）Hargie, O. & Dickson, D.（2004）: Skilled Interpersonal Communication Research, Theory and Practice. Fifth Edition, NY : Routledge.

5）Levine, D. R., Adelman, M. B. : Beyond Language;Intercultural Communication for English as a Second Language,Englewood Cliffs, NJ : Prentice-Hall Regents,1982.

6）Riley, J. B. : Communication in Nursing, Fifth Edition,St. Louis, Missouri : Mosby,2004. 邦訳:看護のコミュニケーション原著第 5 版、渡部富栄訳 , エルゼビア・ジャパン ,2007.

7）Watzlawick, P., Bavelas, J. B., Jackson, D. D. : Pragmatics of Human Communication;A Study of Interactional Patterns, Pathologies, and Paradoxes, W.W.Norton & Company, Inc.,1967. 邦訳 : 人間コミュニケーションの語用論──相互作用パターン、病理とパラドックスの研究、山本和郎監訳 , 二瓶社 ,1998.

8）サン＝デグジュペリ : 星の王子様 , 内藤濯訳 , 岩波書店 ,1962.

9）森山進 : 人生を豊かにする英語の名言 , 研究社 , 2003.

10）諸橋轍次 : 中国古典名言辞典 , 講談社 , 1979.

11）名言ネット :http://www.e-kotoba.net/meigen/23.html　（2010 年 12 月 20 日）

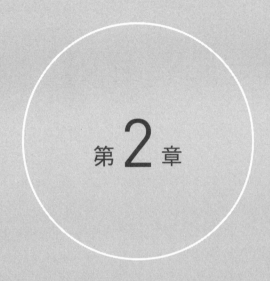

第2章

対人コミュニケーションのスキル

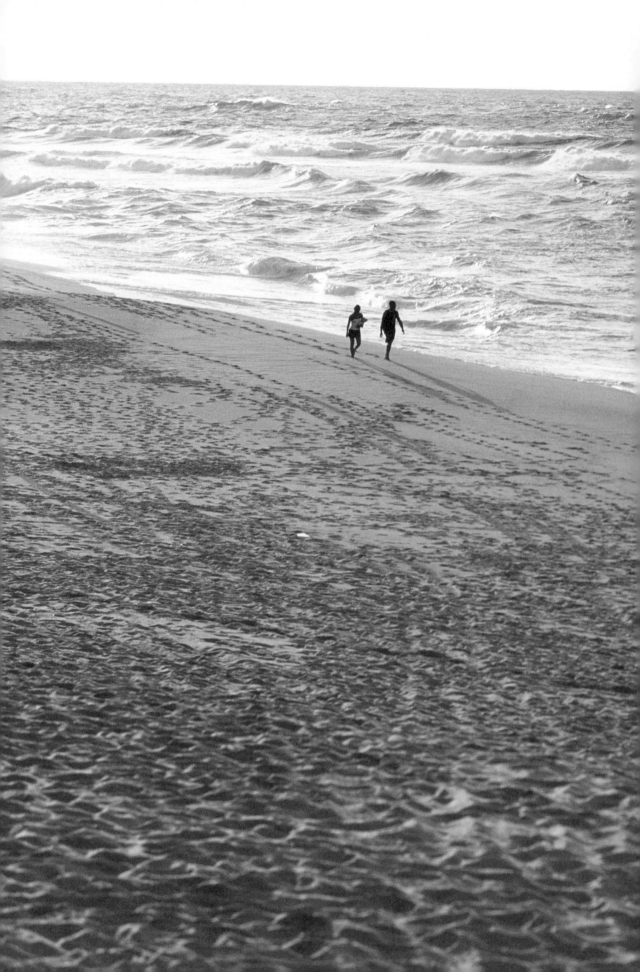

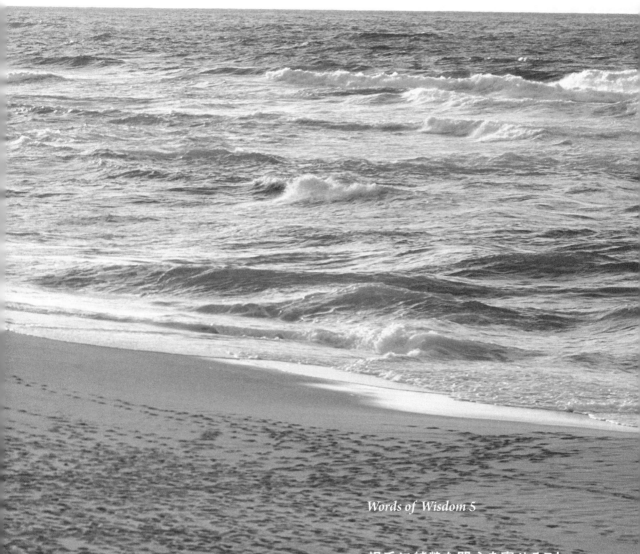

Words of Wisdom 5

相手に純粋な関心を寄せること

—— （デール・カーネギー[33]）「人を動かす」から

33 Dale Carnegie (1888-1955)
人間関係スキルの先覚者

　対人コミュニケーションには道具的なものと自己充足的なものの2種類[34]ある。ほとんどの対人コミュニケーションは道具的コミュニケーション（instrumental communication）だ。相手の態度や行動を変化させようという目的や意図を持って行うコミュニケーションのことで、目的達成の道具（手段）として使われることから、「道具的」という言葉が使われている。ナースも実践で使うコミュニケーションはほとんどが道具的で、第3章以降で説明する治療的コミュニケーションや、医療チームの文脈で使われるものはコンフリクトの解決も含めて道具的コミュニケーションだ。

　ただ、頻度は低いが、コミュニケーション自体を目的とした、自己充足的コミュニケーション（consummatory communication）も無視できない。「話してスッキリした」、「聞いてもらえて良かった」など、人間関係を結んで維持し、ストレスを発散するという対人関係の調整機能があるからだ。自分を知り仕事と生活を持続可能なものにするためにも、自己充足的コミュニケーションは大切である。

　以上を頭に入れた上で、第2章では対人コミュニケーションの基本スキルを学ぶ。信頼関係作り、アサーティブな話し方、聴く、質問の仕方、投げ返し、自己開示、フィードバック、意見の述べ方、説明のスキル、声の出し方、セルフ・コントロールの知識は、後半の応用技術（治療的関係や医療チームでのコミュニケーション、コンフリクト・アプローチなど）の重要な構成要素だ。

34　道具的コミュニケーションと自己充足的コミュニケーションに分けて説明したのは、フェスティンガー（Leon Festinger）というアメリカの心理学者。

2.1 信頼関係を作る

Words of Wisdom 6

人間にとって最大の罪は、他者への憎しみではない。
他者への無関心である。とどのつまり、
無関心こそ非人道的な行為の源といえよう。
——ジョージ・バーナード・ショー[35]

35 George
Bernard Shaw
(1856-1950)
英国の劇作家・批
評家、アイルランド
生まれ

Episode ③ ⋯⋯⋯⋯⋯⋯⋯⋯⋯⋯⋯⋯⋯⋯⋯⋯⋯⋯⋯⋯⋯⋯⋯⋯⋯

　私は、いつも週末に1週間分の食料品と雑貨をまとめ買いしに、決まったスーパーマーケットに行く。日本どころか海外にも店舗を持つ業界第1位のスーパーだ。1回の買物がかなりな金額になることもあって、そのスーパーでの支払は全てカードでしている。あるとき、レジでの支払を済ませた後、電池を買い忘れたことに気がついた。そこで、売り場から単3電池4個パックを1つ取って、またレジへ行き、カードを出した。

　レジ担当の店員：「298円です。カードでお支払ですね。お支払回数は？」

　私：「？？？」という顔をして人差し指を出す。

　店員：「1回払いですね。分かりました」

> 　これは、完全マニュアル化した顧客対応の典型だ。カード払いだというと、明らかに分割払いなど不可能な小額であっても、考えることなく「お支払回数は？」と自動的に応答する。確かに、298円だと現金で支払う人が多いのだろうが、金額の大小にかかわらず、そこでの支払を全てカードにしている者もいる。「カードでお支払ですね」とだけ尋ねたり、「298円、カードで1回払いです」という店員さんもいるので、私は、その人たちの顔と名前を憶えておき、担当のレジに並ぶことにしている。買物の内容に注意して（関心を寄せて）対応してくれるので、間違いはないだろうという信頼感からだ。

キーワード

信頼、誠実、敬意（尊重）

2.1.1　純粋な関心は相手への誠実な態度と敬意

　対人関係で信頼をなくすとコミュニケーションが根底から崩壊してしまう。信じられない人間の話すことなど、聞いてはくれない。だから、対人コミュニケーションのスキルの第一番目に、「信頼関係を作る」要素を取り上げることにする。

　信頼関係を作っていく上で必要なものとしてよく指摘される要素に、誠実な態度、相手への敬意（尊重）、自信を持った明瞭な話し方がある。誠実な態度と相手への敬意の双方に関係するものが、相手への純粋な関心だ。Episode 3のように、ともすれば手馴れた日常業務において、それ無しで流れてしまうおそれがあることに私たちは注意を喚起する必要があるだろう。

　このセクションでは誠実な態度と相手への敬意（尊重）について取り上げ、自信を持った明瞭な話し方については、次の「アサーティブ・コミュニケーション[36]」のセクションで詳しく説明する。

2.1.2　非言語情報があなたのうそを暴く

　誠実であるとは、自分を正直に表現できることだ。自分の中に一貫性[37]を持って話ができているので、うそがない。うそは自分の考えと異なる表現をしていることなので、何らかのサインが非言語情報として出てくる。例えば、言葉で「いいよ」といっても、暗くうつむいたままでは、相手は、「実はよくないのだ」と解釈してしまう。このようなダブル・メッセージ[38]（p13参照）が患者に起こったときには、ナースは敏感に、「この人が実際に伝えたい意味は言葉で言っているこ

36 アサーティブ・コミュニケーション：誠実に敬意を払って、相手の話を聴いて、誠実に自分の意見をはっきりと述べるコミュニケーションのことで、詳しくは次のセクションを参照のこと。

37 一貫性：前に言ったことと後に言ったことがぶれない、矛盾が無いこと。

38 ダブル・メッセージ（double message）：言語メッセージである言葉と、表情や動作・態度などの非言語メッセージが一致しないこと（矛盾すること）。自己不一致とも言う（p13参照）

とと違うんだと」と判断する。でも敏感なのはナースだけではない。患者や家族は、ナースの反応を注視している。ナースも人間なので、自分の考えに一致していないことを口にすると、非言語メッセージが一致しないか、言語的表現で伴うはずの非言語表現が欠落する。ナースのダブル・メッセージは「うそ」と解釈されて、患者や家族との信頼関係を傷つけてしまう。だから、**ナースは常に自分が出す非言語メッセージには注意を払う必要がある。**

2.1.3 誠実に意見を述べる力は 信頼されるコミュニケーション力になる

　職場のコミュニケーションを考えてみよう。大勢の意見の中で異なる意見を発言すると、拒否されるのではと、気持ちが引けてしまうことがある。でも、ここで、自分の考えを殺して他の意見に賛成してしまうと、それがあなたの考えだと周りの人は信じ、あなたは周りから、それに整合した行動を期待される。そのまま、期待に沿うように、うそをつき、どこか不誠実だと思われる印象を与え続けるか、行き詰って「そうではなかった」と告白するかになってしまうだろう。こうなると、相手からの信頼をなくすだけでなく、正直に行動しなかった自分にがっかりし、「どうしてあの時、意見を言えなかったんだ」と悔い、自信を失ってしまう。最初に勇気を出さなければ、後で、相手からの「信頼」と、自分の内部の「自信」という対人関係でかけがえのないものをなくしてしまうのだ。意見の述べ方は次のセクションで説明するが、**信頼されるコミュニケーション能力には、誠実に自分の意見を述べる力が関係する。**

2.1.4 相手への敬意を表現する

　相手の気持ちや経験を認め、大切に接することが敬意（尊重）だ。尊重されないと、相手は無視されたと思う。無視は対人関係の中で一番非人間的なものだ。その人間を存在しないものとして行動するからである。
　ここで重要なことは、敬語等を使った単なる対人関係への配慮だけではなく、相手を十分理解してそれを認めること、そしてそれを行動に移していく必要が

あることだ。つまり、心の中で敬意を払っているだけではだめなのである。例えば、初対面の患者や家族には次のように接する。

☐ 初対面のときの行動手順

❶ 自己紹介をする

❷ 相手の名前を言って確認する（名前は正しく呼ぶ、どのように呼ばれたいかを確認しておく）

❸ ゆったりと相手の目を見て、アイコンタクトを保つ

❹ 自分の注意を分散させずに相手に注ぐ

❺ 少し微笑む（自然な微笑みが作れるように、鏡の前でやってみる。患者のところに行くときは、両口角を少し、上げておくと笑みが作りやすく、声も明るくなる）

❻ 相手に近づく（距離を少し縮める）

❼ 必要であれば、相手にやさしく触れる

もう1つ注意が必要なのは、患者に説明するときのナースの行動だ。

☐ 説明時の行動手順

❶ 最初に時間の見通しを説明する

　　a）所要時間および終了時間の予定の見通しを伝える

　　b）自分が先に退出するのであれば、それを最初に言っておき、患者に心積もりをさせる

　　c）最初に示した手順どおりに進行する

❷ プライバシーの確保のため、守秘情報に関る話の場合は、個室など、プライバシーが守れる場所を選ぶ

❸ 適切な環境の部屋を選ぶ

　　a）静かな部屋で人の話し声や機材の音、道路や工事の騒音がないところ

　　b）スペースにはできれば余裕があって、自分や患者および家族持参の私物（バックやコートなど）が置ける

　　c）部屋の温度や照明は気持ちのよい程度に調節する

❹ 予約した時間に遅れない。やむを得ず、変更のお願いをした場合、理由を説明し不便をかけたことをわびる

☐ 患者や家族への説明を終了させる手順

❶ 話し合ったことをまとめ、それを患者と家族に確認する

❷ 連絡先など必要な情報を確認する

❸ 終了することを伝え、聴き逃したことや必要なことはないか確認する

❹ 次回の面談の予定（予約）日時を伝え、確認する

❺ 分からないことや必要なことがあればいつでも対応できることを伝える

❻ 終了する

❼ 何回か面談（指導）を行った後に終了させるのであれば、事前に知らせておく（唐突に終了させない）

患者にとって、あなたは唯一無二のナース

　相手の顔と名前を忘れない、話したことを覚えている、呼びかけるとき「あなた」や「ちょっと」、「すみませんが」ではなく、名前を正しく呼ぶ。これらはすべて、対人関係の基本であり、相手に敬意を払う行動だ。自分は相手をしっかり憶えているのに、相手は自分の名前を憶えていない、名前を間違える、挨拶してもそ知らぬ顔をする、相手は前に話したことを憶えていない。そんなことが一度でもあると、その人のことをどう思うだろうか？　反対に、自分のことを憶えておいてくれたときは、とても嬉しく、その人に好感を持ち、信じられる人だと思うだろう。

　ナースにとって大勢の患者でも、患者にとっての出会いは1人のナースである。ナースとして出会う人に関心を持つことが、その人とその人がもたらす話への理解を深める。それが対人関係についての自分の記憶を強化することになるのだ。

> ### 演習
>
> 次の状況について、問題点を分析しよう。
>
> ナース：（患者Aさんに対して）「お変わりありませんか?」
> 別の患者Bさん（そばにいたもう1人の患者Cさんに向かって小声で）：「いつもこれだよ。変わりがあるから入院してんじゃないか、俺たちは。なあ」

2.2 アサーティブ・コミュニケーション

39 Johann
Wolfgang won
Goethe
(1749-1832)
ドイツの詩人、小説
家、劇作家 小説『若
きウェルテルの悩
み』など

Words of Wisdom 7

お前のほんとうの腹底から出たものでなければ、
人を心から動かすことは断じてできない。
——ゲーテ[39] 『ファウスト』から

 学習のポイント

1：アサーティブ・コミュニケーションとその必要性を理解する

2：アサーティブ・ノンアサーティブ・攻撃的コミュニケーションの違いを知る

3：アサーティブ・コミュニケーションを実践し、継続して向上させる

キーワード

アサーティブ・ノンアサーティブ・攻撃的コミュニケーション、ウィン - ウィン
(win-win)、ルーズ - ルーズ (lose-lose)、ウィン - ルーズ (win-lose) の関係

2.2.1 はっきりしないメッセージは　相手からの否定を招く

　このセクションでは、「自信のある明瞭な話し方を学ぶ」ことを目指す。意見
を述べたり質問したりするときだけでなく、相手の話を聴くときも自信のある明瞭
な態度が必要だ。**落ち着いて堂々とはっきり直接的メッセージを伝えると、相
手の受け入れの可能性は高まる。しかし、そわそわと、ためらいがちではっき
りしないメッセージだと、相手は無視したり否定したりしやすくなる。**このセク
ションでは、アサーティブ・コミュニケーションの基本的な考え方を押さえる。こ
れとは別に、アサーティブ・コミュニケーションがチームの中でナースの存在を

高めるために使われる場合は第4章で、コンフリクトの対応策としてのアサーティブ・スキルについては、その手順も含め、第5章のコンフリクト・アプローチで取り上げる。

2.2.2 アサーティブ・コミュニケーションとは

アサーティブ・コミュニケーションは、日本において、独りよがりな自己主張のように思われてきたところがあるが、実は、全くそうではない。アサーティブ・コミュニケーションは、自分と相手の発言の権利を守り、双方に建設的なメッセージ交換のプロセスを可能にするものだ。だから、独善的な考えを攻撃的に相手に叩きつけることでは全くない。

相手の要求を拒否できずに我慢に我慢を重ねてきたけど、ついに堪忍袋の緒が切れて、「いい加減にしてよ。何であなたがそんなことを言わなきゃいけないの。もう連絡してこないで!!」というのはアサーティブ・コミュニケーションではない。これは一方的な最後通牒のような言い渡しであり、フェアではない。自分が呑めない要求をされたら、できるだけ速やかに、拒否しなければならない。そのときは、必ず、相手を尊重しながら、拒否の理由を説明する。最後に、それでよいかと相手に確認することが必要である。

2.2.3 アサーティブ・コミュニケーションが 必要な理由

例を挙げて考えて見よう。夏休み期間の勤務表が発表された。あなたは夏休みを8月の最後の週にとる予定だったが、急きょ、田舎の両親や兄弟とともに家族旅行をすることになり、8月の第一週に夏休みを変更してもらわなければならなくなった。これまで家族で旅行にいく機会もなかったので、あなたはどうしても行きたい。そこで、同僚ナースの田中さんに休暇の個人交代をお願いすることにした。次の3つの依頼の仕方の中で、アサーティブ・コミュニケーションはどれだろうか?

Ａ：「あのぅ、ごめんなさい。お邪魔して。お話させていただいていいですか？　今度の夏休みのことなんですが、田舎で用事ができて、でもそれが私の夏休みのときではなくて。事前に分かっていたら、それに合わせてお休みの希望を出していたんだけど、昨日電話がかかってきて知ったの。どうかしら、もうダメかもしれないけれど、もし、よかったら、本当に申し訳ないのですが、夏休みを私と代わってくれることはできますか？　ううん、無理だったらいいのよ。どうかしら」

Ｂ：「田中さん、お願いがあります。８月第１週に夏休みを、私と代わってもらえませんか？　田舎の家族との旅行が急に決まって、そんな機会もないので、今回、どうしても行きたいの。昨日、"夏休みの予定はこれから考える"って言っていたでしょう。決まっていなかったら今回、代わってくれますか？　今度何かあったら交替させていただきます。どうでしょうか？」

Ｃ：「田中さん、これまで何回も勤務を交代してあげたわね。私は自分の都合を後回しにしてあなたのお願いを聞いてきたわ。今回は私の番だから、絶対に夏休みは私と交替してね。約束よ」

　もう、お分かりだろう。Ｂがアサーティブ・コミュニケーションだ。相手の名前で呼びかけて、そのあと最初に、お願いとその内容を具体的に、簡潔明瞭に出している。昨日、田中さんが「夏休みの予定が決まっていない」と言っていたことを聞いたことも伝えた。次回、田中さんに事情が生じれば、交替すると言い、最後に田中さんの意向を尋ねている。自分の権利を主張しながら相手の顔も立て、尊重しているのだ。さっとウィン - ウィン（win-win）の関係[40]にもっていっている。

　Ａは、ノンアサーティブ（アサーティブでない）コミュニケーションだ。卑屈になりすぎ、「田中さん」と名前を言うことすらせず、かえって相手への敬意が抜けてしまっている。相手の名前を間違わないで丁寧に呼びかけることはそれだけでも相手に敬意を表す行為だ。そしてだらだらと話しているのだけど、「田舎で用事」と曖昧な表現で、休暇を代わる緊急性が伝わらない。自己開示（P62参照）に不都合がない限り、相手への依頼には理解が得られる程度に具体的に説明した方がよい。これでは、交代が可能であっても田中さんは拒否したく

40 ウィン - ウィン（win-win）の関係：自分は勝ちで相手も勝ち。関係する両者に利益がある関係

なるかもしれない。ルーズ - ルーズ（lose-lose）の関係[41]だ。

　Cは相手への配慮が全くないどころか、昔のことを持ち出して、脅迫とも取れる依頼の攻撃的コミュニケーションである。最後は「約束よ」と強要して田中さんの意向の確認もない。田中さんは頼みごとをされているのに、さぞかし気分が悪かっただろう。ウィン - ルーズ（win-lose）の関係[42]だ。

2.2.4　民主的な人間関係を築く アサーティブ・コミュニケーション

　コミュニケーションには、相互性の前提がある。メッセージの送り手（話し手）と受け手（聞き手）が役割を交替しながら行うメッセージ交換であるということだ。この前提に立てば、自分の権利を守るのであれば、相手の権利も保護する必要がある。自分の主張をするのであれば、相手にも発言の機会を与え、それを聴いて、また建設的に発言できる力を自分の中に育てていくことが求めらる。つまり、アサーティブ・コミュニケーションは民主的な物事の運び方の能力なのだ。反対の意見を持っていても、それを押し殺して、結局、後で耐え切れなくて、爆発したように自分の主張をまくし立てて出て行ってしまうのは、アサーティブなやり方ではない。そのようなことにならないためには、自分の意見を述べる力が必要だ。

　もう1つ付け加えると、人間は鏡を見ているごとく、相手の行動をまねる傾向がある。特に、攻撃的な態度は相手の態度を硬化させて相手も攻撃的にさせ、問題を悪化させる。それを見ている周囲の人たちまでギスギスし始め、生きにくい環境になってしまう。

　自分の意見を述べることは、溜め込むよりも、自分の気持ちをスッキリさせる効果がある。だが、発言をすることはいつも受け入れてもらえることばかりではない。反論・批判も受ける。しかし、発言が自分の考えに基づく一貫したものであれば、うそのない態度を周りの人たちは評価するだろう。反論を経験することで、今度はどのようにしようかと、話し方や人の意見の受け方にも工夫が出てくる。他者のコミュニケーションにも関心が出てきて、アサーティブ・コミュニケーションのすぐれた人を観察し、よいところは取り入れようと意識し始める。このような積極的な姿勢がコミュニケーションの学習を進めてスキルを向上させるとともに、周囲の人たちとのつながりを強めていくのだ。

41　ルーズ - ルーズ（lose-lose）の関係：自分は負けで、相手も負け。相手も道連れで、双方に利益がない関係。この例には該当しないが、コンフリクトの場合のノンアサーティブでは、ルーズ - ウィン（lose-win）の関係となり、自分は早々に引いて（譲歩もしくは屈服）してしまい、自分は負けて、相手を勝たせるという形である。

42　ウィン - ルーズ（win-lose）の関係：自分は勝って相手は負け。自分には利益があって相手には利益がない関係。

2.2.5 アサーティブ VS. ノンアサーティブ VS. 攻撃的コミュニケーション

43 ノンアサーティブ・コミュニケーション：アサーティブでないコミュニケーション

　アサーティブ・ノンアサーティブ[43]・攻撃的コミュニケーションの違いを表にしておく（表1）。

表1 アサーティブとノンアサーティブなコミュニケーション・スタイル

特徴	アサーティブ	ノンアサーティブ	攻撃的
自分と他者への態度	私もいいし、あなたもいい	私はダメだけど、あなたはいい	私はいいけど、あなたはダメ
意思決定	自分で決定する	自分に代わって他の人に選択させる	他人に代わって自分が選択する
問題状況での行動	直接的かつ公正に立ち向かう	逃げる、屈服する	明らかに攻撃的である
言語的行動	要求を明瞭かつ直接的に述べる。客観的な言葉を使う、感情を正直に言い表す	弁明的な言葉を使い、回避的で、まとまりがない、何を意味するのかが言えない	激しい感情に満ちた言葉：非難、上からものを見た傲慢な言葉、他者にレッテルを貼る
非言語的行動	自信のある、整合したメッセージ	何を感じているかを言わない、言葉と行動が整合しない	優越した態度、軽率で皮肉なスタイル
音声	しっかり安定した、暖かい、自信がある声	弱い、距離を置いている、やさしい声、ためらいがち	緊張している、金切り声、大声、冷たい、要求がましい、強権的、冷やかに何も言わない
目	暖か、アイコンタクト、率直	回避的、伏し目がち、涙目、嘆願したまなざし	無表情、冷淡、目を細める、じろじろ見る
姿勢	リラックスしている	背を丸めている、支えを得ようとして過度の前傾姿勢をとる	両手を両腰の上に置く、両足を離して仁王立ちする
手	適時ジェスチャーを入れる	落ち着きがない動き、べとべとしている	こぶしをたたく、握りこぶしを作る
関係作りのパターン	他者を下げることなく自分を上げる	自分を下げる	他者を下げることで自分を上げる
他者の反応	相互に尊重しあう	軽視、罪、怒り、イライラ	傷つけられる、防衛、屈辱的
このコミュニケーションスタイルの結果	私も勝ったし、あなたも勝った(win-winの関係)。お互いに満足いくか、どちらも損をしない解決策を探る	私も負けで、あなたも負け（lose-lose関係）。成功するのは、運がよかったか、他者からの配慮があった時だけである	私は勝ったけど、あなたは負け。(win-lose関係)是が非でも他者を打ち負かす

資料（Riley 著, 渡部訳, p22, 2007）

アサーティブ・コミュニケーションは患者および他の医療職者とのコミュニケーションの基本になる。

演習

1. 数日間、自分の発言の記録をつけよう。アサーティブだった場面とそうでなかった場面の両方を思い出して様子を書き出す（第1章で学んだ言語および非言語、コンテキストなどのコミュニケーションの要素を振り返って自分の言葉で記録する）。
2. 自分の周り（職場や学校）で、アサーティブな人（お手本）を見つけて、言語/非言語両方の面とコンテキストなどコミュニケーションの要素を観察し、特徴を紙に書く。
3. お手本の人と自分を比較して、どうすべきか書き出す。
4. 3で導き出したやり方でアサーティブ・コミュニケーションを実践し、評価して修正する。

2.3 聴く

Words of Wisdom 8

**人には口が1つなのに、耳は2つあるのはなぜだろうか。
それは自分が話す倍だけ
他人の話を聴かなければならないからだ。**

——ユダヤのことわざ

◇◇

　2つの耳で聴くのは、ものごとには2つの側面があるからだ。2つの側面とは、音声になっている言葉と、その音声が伝達する実際の意味の2つである。これら2つの意味が異なることがあるにもかかわらず、それを意識しないことが、実は、対人関係上の多くの問題の原因になっているといわれている。

 学習のポイント

1：「聴く」ために必要なことを理解する

2：「聴く」ための阻害要因を認識し、防止する

3：話者の意図を正確に意味づけできる聴き方を学ぶ

キーワード

聴く(listen to)、意図／動機、語用論(pragmatics)、推論、コンテキスト(文脈)

2.3.1 聴く意図を持って積極的に聴いていく

　このタイトルは、なぜ 「聞く」ではなく 「聴く」なのだろうか?「聴く」は 「聞く」とどうちがうのか?

　ナースのコミュニケーションで目指すのは、「聞く」ではなく、「聴く」である。「聞

く」は‘hear’で自然に聞こえるものを聞くのであるが、ナースは、「聴く」‘listen to’で、聴く意図を持って積極的（能動的）に聴いていく[44]。耳から入る音声と非言語、文脈情報を組合わせて、意味を生み出し、解釈・評価をして、必要な行動に移していく。このような意味づけを実現するための「聴く」を、このセクションでは取り上げる。なお、治療的コミュニケーションでは、「聴く」スキルを積極的傾聴のスキルに高めるのだが、それは第3章で説明する。

44 本書では、「聴」と「聞」の両方が出てくるが、傾聴の意味がある場合は「聴」を（聴く、聴き手など）、単に聞くという意味では、「聞」を（聞く、聞き手）を使っている。

2.3.2 「聴く」ときに必要な4つのこと

1）関心を持つ

　人の話を聴くときの基本中の基本である。話される問題や事象、また話者に関心や興味を持って聴く聴き手の態度は、非言語情報となって話し手に伝わり、その結果、話し手の話そうというモチベーションは上がる。このようなポジティブなメッセージ交換が、出てくる情報を、質量をともに引き上げる。関心を持つことはその話を理解したい気持ちを持つことで、その感情が聴き手の理解を深め、内容が聴き手の記憶に保持される。

　聴き手は、前傾姿勢で、うなづきや相槌など、関心を示す非言語情報を発して聴いていく。このとき、もし、聴き手の態度が見せ掛けで、心の中は違うことを考えていたとしたら、どうなるだろうか？　すでに話し手は聴き手の関心を期待してしまっているので、非言語情報を通じてそれがうそだと分かったら、期待した分、裏切られた思いが強くなる。ナースがそのような態度をとった場合、患者との関係は成り立たなくなってしまう。

2）非言語メッセージは話し手の真意を伝えるので必ず注意する

　非言語メッセージへの注意は、患者とナース自身の双方に必要だ。非言語の矛盾のチェック機能については第1章で、すでに説明した。患者の話を聴くとき、非言語情報に注意して、言葉と矛盾はないか、あるいは、当然伴うはずの非言語メッセージが抜けていないかを確認する。

　ナースが「聴く」ときには、ナース自身が送る非言語メッセージに注意する必要がある。積極的にケアリングを伴って聴いていることを、患者や家族が知覚できるようにする。ナースが「聴く」意図を明確にしたメッセージを送らな

ければ、患者から、有用な情報は出てこないし、信頼関係もできない。「このナースは話を聴くことに興味などない」と患者は思ってしまうからだ。

3）重要なポイントに集中する

何が大事な情報かを見極めながら聴く。これまでも繰り返してきたように、相手の非言語情報は大切だが、1つの有力情報であると考えるべきである。最も重要なことは、コンテキスト（文脈）と言語情報を照らし合わせて一番重要なポイントに集中することだ。

4）分からないことはその場で確認する

意味づけて理解できたと思っても自分勝手な解釈かもしれない。分からないことはもちろんだが、自分が理解できたことも、それでいいのかを「確認」して、精度の高い聴き取りを行う。これをバリデーション[45]という。バリデーションは治療的コミュニケーションを進める際に、くり返し行う。そのようにして、聴き手の理解の精度を高めていく（このプロセスが、患者への配慮になり、信頼関係を強める）。

バリデーションは、職員間のコミュニケーションにおいても重要だ。特に、高コンテキストの同一職業集団ではなく、多職種職員と協働が必要な医療現場では、バリデーションにより、正確な情報を確保する努力は不可欠である。

5）コミュニケーションのパターンを確認する

患者には、たくさんしゃべる人もいれば、重要な情報が脱落しがちな人もいる。事実を誇張して表現したり、例をたくさん挙げたり、劇的な表現を使う人もいる。発達や教育レベルの違い、文化や役割、感情やコンフリクトの対処方法などの特徴も把握できれば、ケアへの反応を予測でき、計画に生かすことができる。

可能であれば、患者のコミュニケーション・パターンに整合したアプローチを考える。例えば、説明や例えを好む患者に対しては、事実だけを提示するのでなく、例を挙げてしっかり説明する。また、患者が使う言葉や表現に注意し、それをナースの話の内容に組み入れてみる。あとのコミュニケーションの展開に役立つだろう。

45 バリデーション：相手の話を聴き取って正確な意味づけができているかを相手に確認すること

「聴く」はメッセージの受信において大きな役割を果たすが、ノイズ（阻害要因）の影響も受けやすい。少なくとも次のようなナース側の心理的ノイズは、極力なくす必要がある。

2.3.3 「聴く」ことの阻害要因

1) 無関心 / 聴いている振り

　相手や相手の話そのものに関心が持てないのであれば、「聴く」行為以前において、自分の前に壁を作っていることになる。関心がなければ話の意味を理解できない。最初は関心を装っていてもそのうち、相手に関心のなさが伝わってしまう。無関心は相手の存在に興味がないと思っているわけだから、相手は失望し、コミュニケーションのベースの信頼は失われる。

　ナースとして関心が持てないとき、その原因は何なのかを、自分を振り返り、自分の中に「心ここにあらず」になる問題や理由はないか、またその他の原因はないかを考えてみよう。患者や家族がケアに無関心である場合も、その理由を考え、関心が持てるようにする必要がある。

2) 木を見て森を見ず

　要は、細かいことにばかり目が行き、大局的に物が見られない状態だ。ナースは、患者や同僚の細かい話（訴えなども含む）が大きな枠ではどのように位置づけられるのかを考えながら聴く必要がある。分からなければ、明確にするための働きかけをする。つまり、「それは○○○ということですか？」と自分の言葉で理解したことを質問するか、投げ返すかによってバリデーションする。

3) 情報過多

　インターネットによって、専門情報も簡単に入手できるようになった反面、情報過多で振り回されることも出てきた。患者や家族が多くの情報で混乱しているときは手助けが必要だ。同意を得た上で、優先すべき情報と関連性のないものの仕分けを手伝う。

　「患者や家族に対しては、極力、医療用語を使わないようにする」ことは、読者も理解しているだろうが、問題は、話が理解されないことだけではない。

医療者と患者という社会的な力関係から、「分からない」ことを患者が言い出せずにそのまま聞き流すことになり、それが重なる中で、患者が内容に無関心になってしまうことが問題なのだ。患者の中に、自立して物事を進めようという気持ちがなくなってしまう。

表2 「聴く」ことの阻害要因と影響、および対策

阻害要因	影響	対策
無関心 / 聴いている振り	相手が失望する、信頼関係が作れない	● 自己を振り返り、無関心や心ここにあらずの原因を特定して改善する ● 相手が無関心である場合、理由を特定して対応する
木を見て森を見ず （細部にとらわれ過ぎ）	大枠でとらえられないので、目的や方向性が分からなくなる	理解した内容を自分の言葉で表現して、質問や投げ返しを行い、重要なポイントに的を絞っていく
医療情報過多	必要な関連情報が分からない、専門用語が理解されないまま、無関心になる	優先度の高い情報のみを採用するように、情報の仕分けを援助する

2.3.S[46] 「聴く」スペシャル編
話者の意図を聴く（知る）：
正確に意味づけできる聴き方

46 S は Special version（スペシャル編）の略

Episode 4 ....

「さっき注射をしてもらったのは何時だったかしら？」

ベッドに横たわる藤沢さん（女性）はナースにこう尋ねた。顔を少ししかめて痛みを我慢している様子だ。ナースは、「2 時ですよ」と答える。藤沢さんは、一瞬ちょっとたじろぎ、もういい、といった様子で、ナースから目をそらせてしまった。ナースは、「藤沢さん、どうしたのですか？」と覗き込んでいる。

疼痛が強く、鎮痛薬の投与を受けているこの患者が言った、「さっき薬をもらったの

はいつだったかしら？」という問いは、何時間前とか何時だということを尋ねているのだろうか？　オーダーシートには、鎮痛薬は少なくとも 4 時間の間隔とあるが、昨日から投与の回数が増えているという状況だとしたらどうだろうか。それが好ましくないことを患者は分かっている。でも痛い。だから、ナースに「鎮痛薬を使う」という行為をさせることを意図したか、あるいは、鎮痛薬の時間の見通しを言ってもらって安心したいかという意図が介在する、要求や指図の効力を持つ発言なのだ。

2.3.S.1　話し手の意図や動機を理解できないと対人関係に問題が生じる

　「話者の意図」に注目するのは、言語コミュニケーションの理論にある語用論に基づくとらえ方である。この理論の背後にあるのは、人間が言葉を使うのは、何かを述べるのではなく、意図（動機、目的）があるからだという考え方だ。もちろん、意図や目的は言葉で表現されていない。自分の置かれた状況を変えるという目的があり、その目的を達成するために、相手を動かしたり、周りに影響を与えようとして、人は言葉を使うと考えるのだ。コミュニケーションで誤解が生じる場合、言っていることが聞こえなかったとか、言葉の意味が分からなかったということが原因ではなく、ほとんどの場合が、話し手の意図が理解できていないからだ。これが語用論（pragmatics）[47] と呼ばれる分野で、今日盛んに研究されている。

2.3.S.2　言葉に潜むパワー

　語用論では、発言自体に相手に行為をさせるパワー[48]（効力 / 影響力）があると考える。よく出される例が「この部屋、暑いわね」だ。こういいながら部屋に入ってきた人は、単に部屋が暑いという現象を言いたかったのだろうか？それも否定はできない。でも、本当は、「窓を開けなさい」か、「暖房を消して」という意味のメッセージを送ったとも考えられる。もしそうだとしたら、この話者は、相手を動かす意図を含んで発言していることになる。でも、話し手の言葉には意図は表現されておらず、メッセージの受け手はそれを自分で解釈しなければならない。この場合、メッセージの受け手が、背景知識やその場の状況

47 語用論
(pragmatics)：
1960 年代、イギリスのオックスフォード大学のオースティン(John L. Austin)が主張した理論。文法（統語論）や意味の理論（意味論）と並んで言語学の一角を占める。ここでいう「語用論」はワツラヴィック(Watzlawick) がいう「語用論」ではない。

48 パワー
(power)：この場合は、コミュニケーションでいう効力や影響力のこと

情報を考えながら、コンテキスト（文脈）を組み立てて、言葉が指すことを明らかにし、意図を理解する必要がある。このように命令文ではない文が周りの人に命令や指図を出していることは、普通の会話では起こる。もちろん、同じことは臨床でも生じる。それが Episode 4 なのだ。

2.3.S.3　患者の意図を明るみに出すナースの推論力

　意図は言葉で表されない間接的要素[49]だ。Episode 4 の患者の藤沢さんに話を戻すと、一定間隔の鎮痛薬投与の中で痛みが強くなって投与回数が増えているという前提[50]（状況）がある。メッセージの受け手であるナースがその前提を理解した上で藤沢さんの発言を推論[51]することで、初めて意図を明らかにできる。

　このような話の前提の枠組みがコンテキスト（文脈）だ。コンテキストは、その場固有のもので、受け手が推論しなければ組み立てられない。**重要なことは、発話の意図の理解はメッセージの受け手に委ねられており、ナースが適切に推論してコンテキストを組み立てる必要があることだ。**さもなければ、鎮痛薬をほしい患者の意図は、永遠に理解されない。

2.3.S.4　人が間接的表現を使う理由

　では、なぜ、患者の藤沢さんは、「痛み止めを使って」と直接的に言わず、間接的表現を使ったのだろうか？　間接的表現を使う場合には必ず、理由がある。この例では、「必要な鎮痛薬の間隔は分かっている。少し時間も早いようだ。でも痛みが我慢できなくなってきた。薬を使えるだろうか」という、少し言いにくい躊躇が藤沢さんにはあったというのが妥当な解釈だろう。

　もし、この場面で患者の間接的表現の意味をナースが把握できなかった場合、次に出てくるのは直接的表現だ。例えば、「痛み止めを使ってくれてもいいじゃない!!!」。意図をもってわざわざ努力をして間接的に表現したのはいいけれど、残念ながら聴き手（ナース）に理解されずに失敗した話し手（患者）が、次に口にするのは直接的表現になる。

49 間接的要素：ここでは言葉が直接意味することではなく、隠れた意味のことを指す

50 前提：対話をしている人たちが共有する背景、文脈でもある。

51 今、把握できている要素を関連付けて妥当な推論をすることは、コミュニケーションだけでなく、物事を考察する上で大変重要な能力になる。

2.3.S.5　医療の場で必要な語用論的分析力

　医療という場にケアを受けるために来ている人やその家族には、それぞれの前提があり、場面ごとに個別のコンテキストが存在する。言語と、表情やしぐさなどの非言語的要素を確認しながら、前提を振り返りコンテキストを明らかにして妥当に推論するという語用論的分析が、医療の場におけるコミュニケーションには必要だ。そうすることで、本当に大事な問題が見えてくる。的外れなコミュニケーションでは、患者は理解されていないと失望し、ナースに対する信頼を失ってしまう。信頼関係はコミュニケーションの成り立ちのベースだ。このような行き違いを重ねると、そのあとの関係自体がうまくいかなくなってしまう。

　患者の発言のすべてが間接的表現ではない。現象や状況だけを述べる場合もあるし、直接的表現での要求もあるだろう。しかし、コミュニケーションで問題が起こるのはそのような直接的表現の理解で足りる場合ではなく、話者の意図が関わる場合なのだ。

2.3.S.6　医療の場は間接的表現を生み出しやすいのではないか

　一般的には、話者の意図が言葉で表されず、間接的表現が使われる場面には特徴がある。相手が自分よりも支配力があるとき（パワーの存在[52]）、相手とそれほど親しくないとき（社会的距離[53]）、依頼が相手の負担になるとき、自分に要求の権利はなく相手もそれに答える義務のない場合に、間接的表現はよく使われる。患者と、ナースなど医療者の対話で使われる間接的表現の割合は不明だが、医療の場は、間接的表現を生み出す恰好の状況ではあるといえる。医療者は患者に対して明らかにパワーがあり、両者には社会的距離が存在する。Episode 4 の鎮痛薬の例では、薬の投与はナースの「負担」に該当し、まだ投与時間が来ていない患者の権利は弱く、投与するナースの義務も強くないことから、患者の間接的表現の使用可能性は明らかに高いといえる。

2.3.S.7　よい関係ができると意図や期待は直接的表現になる

　医療の場での力関係が間接的表現を生む可能性を知っていれば、医療者はどのように対応すべきか、おのずと見えてくるだろう。

　まず、患者や家族に、医療者のパワーをできるだけ意識させないですむよう

52 パワーの存在：この場合は、権力や支配力など相手が持つ力のことを指す

53 社会的距離：個人と個人、個人と集団、集団と集団の間に認められる親近あるいは疎遠の感情の程度。

に、よい関係を作って、可能な限り距離を縮める必要がある。

　もう1つは、患者が自分の行動をより健康的なものに変容できるように、医療者のパワーを使っていくことだ。本書にある対人関係や治療的コミュニケーションのスキルはそのために十分役立つものであると考える。

　患者や家族との関係作りが進むと、意図や期待が直接的に表現されることが多くなり、コミュニケーションの困難さは緩和の方向に向かうと思われる。

2.3.S.8　適切な推論には、相手の背景情報や価値観の把握が不可欠

　突然言われたジョークが分からないことを経験したことはあるだろう。背景も、発言者が大事にしていること （価値観[54]）も知らないとき、ジョークを言われると、誰しも慌ててしまう。患者の意図を把握するために、ナースが行う必要のある適切な推論には、患者の背景情報や価値観の把握が不可欠だ。教師や臨床指導者が、コミュニケーションの前提として 「患者の理解が必要だ」と教えるのは、このためなのである。

54 価値観：物事を評価し行動を決定するときの基準。個人が重視していること

Words of Wisdom 9

人に思いがつたわらない時、どう思う?

私はさみしくてくやしい。

痛みだってそう。

看護婦さんに言いたくても、なかなかわかりにくい。

（中略）

看護婦さんに言うと、まえにあった痛みをしらないひともいるから、それが初めて痛くなったと思う看護婦さんもいる。

（後略）

──鈴木綾「先生や友達」『電池が切れるまで 子ども病院からのメッセージ』から

2.3.S.9 医療チームでのキーパースンはナース

Words of Wisdom 10
ナースが聴かなければ 音はない

〰〰〰〰〰〰〰〰〰〰〰〰〰〰〰〰〰〰〰〰〰〰〰〰〰〰〰〰〰〰〰〰

「誰も聴かなければ、音はない」（出所不明）という海外のことわざを著者が解釈し直して書き換えたものだ。患者の意図を正確に意味づけしてナースが聴かなければ、患者の声（音）は、医療チームの中で理解されるには至らないという意味である。

　チーム医療という大きな文脈では、ナースの 「聴く」力は、チームケアの質全体を左右する決定的な要素になる。患者の声を意図や動機も含めて正確に意味づけして聴き取り、それを他の医療職者と共有して質の高いチームケアにつなげていくキーパースンは、他の誰でもない、ナースなのだ。

> **演習**
> 1. 友人との会話で、関心を表して話を聴いた場合と、無関心であった場合で、相手の反応がどのように変化するかを、観察しよう。
> 2. 相手の発言から、言葉と意図が異なっていると考えられる場合、なぜそう判断するのかを書き出してみよう。相手が前提にしていること、自分がした推論、そしてそれが適切かどうかをどのように確認したのかを記す。

2.4　効果的な質問の仕方

Words of Wisdom 11

**何かを気づいてほしいから質問するのではなく、
ある特定の意識を持ってもらうために質問します**

——アンソニー・ロビンズ[55]

55 Anthony
Robbins
アメリカ人、コーチ
ングで有名

 学習のポイント

1：質問の働きを理解する

2：5W1Hの戦略を理解して、効果的な質問を作ることができる

3：質問をする場合に注意すべきことを知る

4：オープン・クエスチョンとクローズド・クエスチョンの使い方を区別する

キーワード

質問の仕方、5W1H、オープン・クエスチョン、クローズド・クエスチョン、修辞疑問文

2.4.1　質問は情報を収集するためだけにあらず

　ナースは1日の仕事の中で、たくさんの質問をする。患者や家族に対して、また仲間のナースや多職種チームのメンバーに対して、いろいろな質問を投げかける。したがって、効果的な質問のスキルの獲得は、ナースの基本要件の1つだといえるだろう。質問のスキルを身につけることで、看護の必要性のアセスメントとともに、患者とナースの関係構築に関連性のある有用な情報を効率的に収集できる。その結果、最小の時間で情報収集が可能となり、余った時間を他のことに回すことができる。

　もう1つ、大事なことは、ぬくもりを示して問いかけるスキルを身につける必

要があることだ。質問は、尋問ではない。**質問は、共感を表現して重要なことを伝える手段でもある。**だから、質問を何か言いたいことがあるときに使うこともある。

2.4.2 5W1H を使った質問戦略

準備をせずに質問すると、聴きたかったことを聴けないで終わることになる。そうならないために、質問をする前に 5W1H を使って、質問の戦略を立てよう。

☐ Why 理由

頭の中で、それが本当にアセスメントや関係構築に必要な情報なのかを確認したうえで質問する。質問するときは、理由や目的を明確に伝える。そうした質問の意図を理解できると、質問された人は見通しができて不安はなくなる。有用な情報が出やすくなる。

☐ What 内容と How 方法

自分の中で、質問の意図を明確にした上で、質問内容を論理的に組み立て、相手から効果的に答えを引き出す質問の仕方（表現）を考えよう。やさしい明瞭な言葉と表現を使う。話される情報は個人情報に関連するため守秘であることを最初に説明して、家族や仕事、生活習慣など言いにくいことも話せるようにする。このとき、出てくる情報に自分（ナース）が反応してしまわないようにしてほしい。性生活などを尋ねているとき、（恥ずかしくなって）下を向いたり、顔色を変えたりせず、専門職者たる態度で接する。「2 人だけの秘密」ではなく、ケアに必要な情報はスタッフ間で共有はすることを患者には伝えて理解させる。

☐ Who 相手

誰に質問するのかも明確にしておく必要がある。質問の内容によっては患者ではなく、家族に尋ねた方がよいものもある。意識障害の患者の場合のみならず、具体的な生活習慣や、薬の反応など、様子を聴こうとすると、家族が質問の相手になる。

プライバシーの確保ができる時間と場所、つまり、他の患者や家族、職員
など、他の人間が来ないところ、また電話などで中断されない部屋で、都合
のよい時間を選ぶ。

このようにして準備が整ったら、質問を行う。

2.4.3 質問するときに注意すべきこと

1）質問は短く簡潔に

だらだらしゃべったり、同じことを何回も繰り返さないようにする。質問の
目的と手順を明らかにして、相手に見通しを与え、質問する。

2）一方的に話さず、相手に話す機会を与える

質問を1つすると、沈黙し、相手の返答を待つ。相手の反応を見ずに、自分
が聴きたい内容だけ次から次に質問をして、相手に答えさせないようでいけない。

3）医療用語は極力使わない

医療用語は患者や家族の使う言葉ではないからだ。質問は、それを受ける
側が使っている言葉で行うのが原則だ。もう1つ、医療用語を使うとよくない
のは、医療者が専門用語を使うとそれを知らない患者は無知で、医療者が優
位であるという構図が固まってしまうことだ。患者にとって心地よく質問に答え
る状況ではなくなる。

［コラム］

■ 医療用語に関連して

看護学生のとき、小児科の臨床実習の初日、入院している3〜5歳の子ども
たちが、「きのう、マルクをした」、「オペがある」、「心カテ」などと話している
のを聞いてびっくりした。日本に固有に現象ではなく、どの国でも同じような状

況であることが、がんの子どもたちの親の会の国際会議のときに話題になった。アメリカの親の会の会長は、「もう、まるでプロフェッサーみたい」に入院の子どもたちが専門用語を話していると言う。子どもの言葉の吸収力は驚きだが、それだけ、医療者は専門用語を患者や家族に使っていることの表れだ。

2009年3月、独立行政法人国語研究所が、「病院の言葉をやさしくする提案」の最終報告を出した（国立国語研究所「病院の言葉」委員会:『病院の言葉を分かりやすく―工夫の提案―』勁草書房2009年）。その中で、例えば、【重篤】という言葉については、一般の人には知られていない（認知率50.3%）のに、患者に対して使う医療者が多い（医師65.7%、看護師・薬剤師29.9%）と指摘されている。「重篤」は、言い換え例として「病状が非常に重いこと」と表現された。他にも「予後」や「寛解」など、医療現場でよく使われても一般の人たちが使わない言葉はたくさんある。専門用語を使った分かりにくい質問をすると、適切な情報を引き出せずに終わったり、不正確な情報でアセスメントしてしまったりすることになる。

2.4.4 使ってはいけない 「どうして（なぜ）そうなのですか?」

「なぜ決められたように薬を飲まないんですか!」

この例で、末尾がクエスチョン・マーク?ではなく感嘆符!になっていることに注意してほしい。この形の疑問文は実は、薬を飲まなかった「理由」を質問しているのではなく、薬を飲まなかったことを間接的に「非難」している意味になる。これは修辞疑問文[56]であり、実態は質問というより、反語になる。この形の質問では、尋ねられた方はまるで、尋問されているようで、気が詰まりどう答えていいか分からなくなる。薬を飲まない理由を質問する場合は、例えば、以下のようにすると、共感を伴った質問になる。

「薬を飲まなかったのにはそれなりの理由があるはずです。
　その理由を教えてくれますか?」

56 修辞疑問文: 形は疑問文だが、答えを求めているのではなく、自分のいいたいことを強調している（反語など）。「なぜ決められたように薬を飲まないんですか?」は、「決められたように薬を飲まなきゃいけないじゃないの」という非難の意味が込められている

質問するときの声のトーンは非常に重要であることを、頭に入れておく必要がある。発信する非言語情報が重要であることは、質問をする場合も同じだ。例えば皮肉や批判の気持ちがあれば、声に表れてしまう。

2.4.5 患者／家族に敬意を払って 質問したり受けたりする

質問をする場合は聞き手を尊重し、質問を受ける場合は話し手への敬意を表現して答える。ナースも患者や家族から質問される。患者が不安を感じていると、何回も同じ質問がくる。そのときは、繰り返し、丁寧に答えていく必要がある。それが尊重や敬意になるからだ。

「これまで歩行訓練をがんばってこられましたね。足取りもしっかりされてきました。こうなると退院も近くなります。今から退院後の生活について心積もりをしておく必要があります。自宅に戻られたとき、特に心配されていることにどのようなものがありますか?」

この例では、退院の準備をしなければならないことと、退院後の生活設計について考える必要があることを、質問を通じて伝えている。質問の仕方によってはこの例のように、共感的に重要なことを伝えることがでる。この質問の前半ではリハビリテーションへのがんばりと成果（退院）を評価しており、患者に対しては十分な敬意と共感になっている。

本書の中で、単発の質問を例に挙げてはいるが、実際の現場では、患者の入院から退院後までの流れの文脈で考えていく。

2.4.6 オープン・クエスチョンと クローズド・クエスチョン[57]を 適切に組合わせる

オープンにすべきところをクローズドにしたり、その反対であったりすることが

57 オープン・クエスチョン（open question）：相手が自由に答えられる質問で、5W1H（who 誰が、whom だれに、where どこで、when いつ、how どのように）を使ったもの。
　クローズド・クエスチョン（closed question）：イエスかノーで答えられる質問。

あるので、的を絞った質問をするために事前に検討する必要がある。

次の例文を考えてみよう。

「退院された後、皮膚をきれいに保っていただくことが大切です。糖尿病では皮膚が傷つきやすくなっているからです。スキンケアについてお話しする前に、お自宅でやってらしたことを確認して、具体的にどのあたりを変更したらいいのか、望ましいケアの仕方について説明します。これまでどのようにしてらっしゃいましたか?」

これは、簡潔にまとめられた質問だ。最初に結論（スキンケアが必要なこと）を伝え、「糖尿病による皮膚のダメージ」の可能性を理由として挙げている。その後は、これからの説明の順序（これまでのことを確認して、変更すべきところを中心に話す）をポイントのみ伝え、相手に見通しを与えている。そして最後に患者にこれまでのことをオープン・クエスチョンで尋ねている。

このようにナースの計画を予告して見通しを与えることにより、患者は、全体構図の中での話の進捗を理解でき、答えた情報が目的どおりに使われていることを理解する。質問の機会がナースと患者の共同作業に変わるのだ。

演習

1. 3人1組でロールプレイ[58]をする。1人は面接をする人、もう1人は面接を受ける人で、面接を受ける人が興味を持っていることについて、質問する。質問内容は事前に、面接を受ける人に伝えておく。残る1人がオブザーバーになり、面接の様子を観察し、良い点と改良点を指摘する。そして役割を交替する。最後に、発見したこと、学んだことをお互いに出し、話し合う。

2. 身の回りの人（先輩、同僚、友人、家族など）を観察して、上手な質問のスキルを学ぼう。自分にされた質問で、上手だと思ったもの、内容が分からなかったもの、不快だったものを挙げ、理由を考える。自分の質問の仕方も振り返り、改善点を明らかにし、修正をする。

3. 患者への質問を予定しているときは、事前に、質問内容と効果的な質問の仕方を計画し、実践した後、評価して、改善を行う。

58 ロールプレイ（役割演技）：ある状況を設定して役割を演じること

2.5 投げ返し (Reflection / Reflecting)

Words of Wisdom 12

澄んだ心で、1度に1つのことに取り組む

——キングズレイ・ウォード[59]

『ビジネスマンの父から息子への30通の手紙』から

 学習のポイント

1：投げ返しの効果を知る

2：投げ返しと質問の違いを理解する

3：パラフレーズと感情の投げ返しのスキルを身につける

キーワード

投げ返し（reflection/reflecting）、パラフレーズ、感情の投げ返し、質問、自己開示、おうむ返し

2.5.1 共感を表すことができる投げ返し

「投げ返し[60]」は、たった今、相手が発言したメッセージの一番大事なことを簡潔に自分の言葉で相手に伝える（投げ返す）ことだ。ナースにとっては、患者との関係作りや治療的コミュニケーションに非常に有効なスキルになる。これをreflectionと名づけたのはカール・ロジャーズ[61]だといわれている（Hargie & Dickson, 2004）。カウンセリング・アプローチでは敬意と共感を示せるスキルとして重視されている。このセクションでは、投げ返しのすぐれた効果を考察した上で、内容の投げ返しであるパラフレーズと感情の投げ返しのスキルについて、例を挙げながら説明する。

---

59 G. Kingsley Ward, 1932- カナダ人実業家。

60 投げ返し（reflection）：今受けた相手の発言の一番重要な部分だけを、自分の言葉で簡単に言い換えて相手に（投げ）返すこと

61 カール・ロジャーズ（Carl Ransom Rogers）：アメリカの臨床心理家で、クライエント中心療法を提唱する。自分をあるがままに受け入れたときに人間には成長と変化が起こるとした。治療者側に相手への敬意、共感、無条件の受容の必要性を強調する。看護においては、ワトソンに影響を与えた。

2.5.2 投げ返し vs. 質問

62 自己開示：自分のことを話すことで、体験だけでなく意見も含まれる。対人コミュニケーションの重要なスキルの1つ（p62参照）。

63 アサーティブ：アサーティブ・コミュニケーション、アサーティブスキル、アサーション、アサーティブネスなどと表現されるもの。対人コミュニケーションの重要なスキルの1つ（p30参照）。

64 共感（empathy）：相手の立場に自分を置いて考え、クライエントの感情に配慮と理解ができたことを伝えられる能力。治療的関係の中心要素（p120参照）。

相手に自己開示[62]を促すという点では、投げ返しと質問は共通している。しかし、明らかな相違点はある。質問は、前後関係のない単発の問いが多く、得られる情報は単純で、返答は目的の範囲内に限定される。そのために質問には一方的にアサーティブ[63]に指図（さしず）をして「答えさせる」印象がある。他方、投げ返しは、相手への理解をソフトに示すことによって、自己開示ができるように優しく促していく。しかも、患者の話を関連付けて進めるので、患者の言葉で語られる内容や感情をどんどん引き出すことができる。患者の深い感情や個人的経験にアプローチでき、しかも、投げ返される中で理解と、相手への敬意および共感[64]が示される。そのために、患者からは、ほとんど反発されることがないスキルだといわれている（Hargie & Dickson, 2004）。

欲しい答えが限定されているときは質問を、患者の自己開示を質量ともに増やしながら関係も強化したいときには、投げ返しを用いる。ナース主導で行われる質問に対し、投げ返しは患者中心のスキルであるといえる。

2.5.3 ナースが患者に投げ返しをするときの効果

投げ返し自体が相手への理解を示しているので、それだけで十分に敬意と共感にはなる。その結果、患者から信頼を寄せられ、関係が強化される。患者は投げ返しを聞いて、ナースが正確に理解できているかを確認できる。ナースが曖昧なポイントを取り上げて投げ返すことで、患者が少しずつ深い気持ちを開示できるように促せるからだ。患者の感情をどんどん表現させると、根底の原因や動機が実は感情である可能性を患者は認識できるようになる。表3に投げ返しの効果をまとめておく。

表3 投げ返しの効果

（以下の「相手」は、主に患者を指すが、場合によっては家族、また同僚でもあり得る）

1	相手にしっかり関心を持って関わっていることを示せる
2	相手の発言に注意していることを表現できる
3	相手の発言を十分に理解しようとしていることを示せる
4	相手のとらえ方を確認して正確に理解できたかを知ることができる
5	相手が問題点をよく理解して、自分の考えを明確にできるように促す
6	相手が特定のポイントに注目して、さらに自分について精査できるように促す（相手の気づきと理解を深めることが一番大事な目的）
7	相手が重要だと深く懸念している問題を伝える
8	相手を中心に考える
9	相手が自分の感情を表現できる。気持ちのガス抜きができることを伝える
10	相手に自分の感情を表現させる
11	行動の原因が感情である可能性を相手に認識させる
12	相手が根底にある理由と動機を調べられるようにする
13	相手の思考の枠組みの中で、相手に共感する

著者訳（Hargie &Dickson, p155, 2004）

2.5.4 二種類の投げ返し（内容と感情）

　人間の話には内容と感情が含まれることから、投げ返しには、内容の投げ返しであるパラフレーズ[65]と感情の投げ返し[66]の2つがある。この2つの投げ返しスキルを具体的に考察する。

2.5.5 投げ返しスキルの実際

2.5.5.1 パラフレーズ（内容への投げ返し）

2.5.5.1.1 ナースのパラフレーズの例

　ナースが患者の発言を理解し共感的にパラフレーズできた例　（直腸鏡を

65 パラフレーズ：相手の発言の内容部分の投げ返しのこと

66 感情の投げ返し：言語および非言語情報から相手の感情を観察して正確に推論をし、投げ返す

終えたばかりの患者とナースの会話）を下記に取り上げる。患者の立場に置き換えて、自分が直腸鏡を受けて終わったと想定し読んでみよう。ナースの発言のあとのかっこ内には、パラフレーズが説明されている。

ナース：検査が終わりましたね。今、ご気分はいかがですか？

患者：ええ、思ったより時間がかかって少し疲れましたが、出血が気になっていたので、検査を受けることができてよかったです。

ナース：長くなりましたが、よくご辛抱されました。ご心配の出血も理由が分かりますね。【患者の立場で検査について、共感とねぎらいを強調している。「ご心配の出血」で懸念の問題を明確化し、文脈からの推論で「理由」という言葉を用いている】

患者：ええ、ずっと、がんじゃないかと悩んでいたのですが、検査の最中に、「ポリープだ」と言われました。悪いものではないだろうって。

ナース：検査の担当医にポリープだといわれたんですね。【確認も含めた投げ返し】

患者：そうなんです。その場で取って検査に出すって。念のために組織を調べるけど、形なんかから、良性だろうって。来週、火曜日に検査結果が出ているので説明しますって言われました。

ナース：組織検査には出したけど、悪いものではないといわれてホッとされましたね。来週火曜日に外来の予約を取られたんですね。【患者の発言の内容と感情をパラフレーズし、外来予約の確認もすることで、ナースの配慮が示されている】

患者：ええ、来週火曜日に予約しました。ちゃんと、結果を聞くまでは心配ですけど、昨日までと比べたらずっとましです。

ナース：検査をしてよかったですね。気持ちがぐっと楽になったのですから。【思い切って検査を受けたことを評価し、不安の軽減につなげている】

患者：ええ、ありがとうございます。これで今晩はよく眠れるかな。また、火曜日に来ます。

2.5.5.1.2　理解したことを自分の言葉で伝えるのがパラフレーズ

　パラフレーズは、相手の言ったことをそのまま同じ表現で繰り返す　「おうむ返し[67]」ではない。パラフレーズは、相手の発言を聴いて**理解したことを自分の言葉で伝える**ので、パラフレーズするだけで、相手は大切に理解

67　おうむ返し（parroting）：人から言われた言葉を、そっくりそのまま返答すること

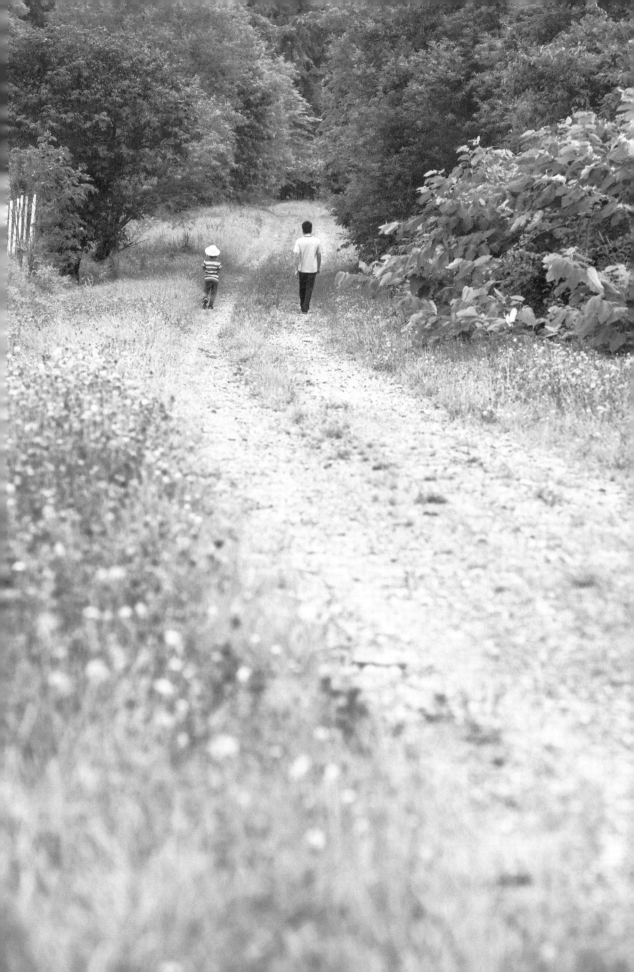

されていることを自覚できる。しかし、おうむ返しでは理解されていることは相手に伝わらず、それどころか、言ったことの機械的な繰り返しに、相手はイライラして反発する可能性がある（Riley 著, 渡部訳, 2007）。

この例で明らかなように、パラフレーズは、話の流れを見失わずに同時に重要なポイントを自分の言葉に訳しかえるので、ナースにとっては集中力のいる作業だ。

2.5.5.2 感情の投げ返し

2.5.5.2.1 ナースの感情の投げ返しの例

感情の投げ返しは、言語および非言語情報から相手の感情を観察して正確に推論しなければならないために、内容の投げ返しよりも難しいと考えられている。しかし、うまくいけば、共感が十分に伝わり、患者は自分でも気づかなかった深い感情を表現でき、その感情が実は問題の行動の原因だった、などと患者自身の気づきに到ることがある。

ここで、感情の投げ返しの例を挙げる。小児喘息の 8 歳の男子の母親とナースとの対話である。男の子は 1 歳ぐらいのときから入退院を繰り返していたのだが、ある時期から改善し、小学校に入ってサッカーで試合に出られるぐらいまで回復してきた。母親は元気になった様子を、かつて入院したとき病棟でケアをしてもらったナースに話に来ている。ナースは母親の感情に投げ返している。

母親：（満面の喜び）あの子があそこまでがんばれるなんて、思いもしなかったわ。昨日、サッカーの試合に、最初から最後まで出たのよ。

ナース：喜び最高潮って感じですね。

母親：本当よ。だって、小さいときから喘息で、この病院にも何度もお世話になって、一生、こんな感じだったらどうしようかって悩んだんだから。

ナース：確かに。親としては心配でたまらない。

母親：ええ、あれは 3 歳のとき、夜に発作を起こして、救急車で病院に運ばれたことがあった。あのときの発作はひどくって、このままどうかなっちゃうんじゃないかと思ったわ。

ナース：あのときのとても不安な気持ちをはっきり覚えているんですね？【質問の形になっているが、投げ返しの内容をバリデーション（確認）するためである】

母親：ええ、でも、看護師さんたちのおかげよ。いつも励ましてくれて。おかげで、何とかできることはがんばろうって思えるようになったの。

ナース：そう、前向きな気持ちへ切り替えることができたのが大きかったと感じているようですね？【気持ちをまとめて言い換えているので、それが正しいかをバリデーションしている】

母親：そう。今思い返せば、あのときの気持ちの持ち方で大きく変わったと思う。あのころから、少しずつ、発作が減ってきて。ただ、幼稚園に入るときには、集団生活できないんじゃないかと心配だったけど。

ナース：でも、実際は、心配したほどではなかった。【母親の発言の「心配したけど」には「でも」あるいは「しかし」という意味が入っているので、その後に反転させる表現が来るはずである。ナースはそれを推論して投げ返しで表現し、そのあとの母親の発言を誘導できることを期待している】

母親：そうなのよ。お休みすることなく元気で友だちもたくさんできてね。その流れで小学校もスムーズに始まって、サッカーも続けられて今日みたいに試合でもがんばれるようになったわ。

　この例のナースは、入退院を繰り返したときケアを担当した病棟ナースなので、母親の発言の文脈は十分把握している。感情の投げ返しは、基本的には、**今の気持ちについて投げ返す**。だから、「**現在形**」の文を使う。例えば、「○○○気持ちを**覚えている**のですね」と「○○○できたのが大きかったと**感じている**ようですね」のように過去の感情のことでも、それを思い出している現在の気持ちを投げ返すようにする。また、ナースは自分の言葉で相手の感情をまとめて投げ返しているので、正確さの確認のために、質問の形になっている。

2.5.5.2.2 投げ返す感情の深さには注意する

　投げ返す内容が正確であるためには、ナースの投げ返した感情の深さが、患者が表現した感情と等しくなければならない。「うれしい」、「よかっ

た」、「楽しい」などといった、上っ面だけの浅い投げ返しだと患者は理解されていないと思うであろうし、深すぎる投げ返しだと不安を感じてしまうことになる。

「悪い考えから抜け出せないのね」

このように患者自身が気づいて言ったのであれば、自ら、そのような意識に到ったということになるが、問題は、これがナースの投げ返しである場合だ。患者の気持ちの深い部分を解釈した投げ返しになっているので、ナースがこのように投げ返すことで、患者の深い感情を表面化させてしまうことになり、特に患者自身に受け入れる心の準備がない場合には、かえって、患者を混乱させてしまう。

このようなことを防ぐために、ラポール（P134 参照）をとって関係を作り、観察しながら感情を投げ返す。

2.5.6　投げ返しスキルのまとめ

ナースにとって有効な投げ返しのスキルの要件をまとめると次のようになる。

❶ 自分の言葉で投げ返す。

❷ 話された情報以上のことを投げ返さない（自分の解釈を伝えることは「投げ返しではない」）。

❸ 重要なポイントを簡潔に投げ返す。

❹ 正確に投げ返す。確認のための質問をする（バリデーション）。

❺ 投げ返しを使いすぎない。使いすぎると効果が薄れる。質問や自己開示（p62 参照）などと組合わせ、必要に応じて、投げ返しを用いる。

❻ 相手の直前の発言について投げ返す。

❼ 事実と感情を組合わせて投げ返していく（パラフレーズと感情の投げ返しの組合わせ）。

著者訳（Hargie & Dickson, pp165-167, 2004）

2.6 自己開示

68 ラビ・ヒレル：
タルムード（5000
年に渡るユダヤ民
族の生活規範）に
出てくるラビ（ユダ
ヤ教の指導者）の
1人。2000年以
上前にバビロニア
に生まれる。タル
ムードのなかで最も
多く語られている言
葉を残している

Words of Wisdom 13

自分のことだけ考えている人間は、
自分である資格すらない

——ラビ・ヒレル[68]

 学習のポイント

1：コミュニケーションで果たす自己開示の役割を知る

2：一般的な自己開示を理解する

3：ナースが患者に行う自己開示を考察する

キーワード

自己開示（self-disclosure）、関連性

2.6.1 自己開示上手はコミュニケーション上手

　自己開示は「自分を開くこと」、つまり、自分のことについて自分から話を明かすことだ。だから、自己開示には、身の上話や自慢話、不満、人のうわさから、意見を述べることなどさまざまな形がある。人からの話を聞いているだけではそのうち、会話も途切れるがが、それぞれが自分の話をすることで、会話は膨らむ。だから、自己開示は対人関係の接着剤の役割を果たしている。対人関係は不安定で壊れやすく、自己開示がそれをつなぎとめているのだ。

　しかし、自分の情報を人に話すのでリスクは伴う。相手を信じて話したのにそれを他人に曝露されてしまうおそれがあるからだ。そのリスクも考えながら適切に自己開示できる人は、対人関係を上手に結んでいくことができる人であるといえる。

2.6.2 ナースの自己開示：
　　　送り手と受け手の両方の役割が必要

　自己開示には、開示をする側（送り手／話し手）と受ける側（受け手／聞き手）がいる。通常の人間関係（家族や友人関係など）では、私たちはどちらの役割も果たすが、ナースなど医療者は、ほとんどが受け手の役割になる。質問や投げ返しのセクションでも述べたように、できるだけ患者には自己開示をしてもらって有用な情報をたくさん収集する必要がある。また治療的関係を築き患者の自己開示を進め、患者が自分の問題をよく理解して自立できるように導く。

　このように、ナースは、患者の自己開示を受けることがほとんどだが、患者に自己開示をすることもある。同じような体験をしたことを患者に話すことで、患者の問題を理解できていることを伝えて（これだけでも「共感」になる）、不安を軽減したり、患者の自己開示をさらに促したりするのだ。

　このセクションでは、主に、このような患者とナースの関係で道具的に使う自己開示を検討する。ただ、それに先立ち、まず、一般的な自己開示の働きを説明しよう。冒頭にあったように自己開示は基本的な対人スキルであり、適切な自己開示は長期的な関係作りとその維持に非常に重要だからだ。日常や職場の対人関係にも十分参考になるだろう。

2.6.3 　一般的な自己開示に関する注意

　一般的に人間には、自分に対して自己開示してくれる人を好きになり、好きな人に対しては自己開示を増やすし、自己開示した結果、さらにその人が好きになる傾向がある。開示した情報が漏れてしまうリスクもあるため、自己開示の目的によって、何の情報をどの程度、誰に開示するのかが変わってくる。

　もうすでに関係ができている友人に対して自己開示をする場合、関係の維持と拡大、そして自分の考えや感情をもっと知ることが目的だ。しかし、初対面の場合は、相手からも自己開示を期待するという返報性（reciprocity）によって交流（interchange）を促進することと、相手に好印象を与えることが目的になる。

　自己開示をすると、相手から拒絶されたり、理解されなかったり、（馬鹿にされて）笑われたり、恥ずかしかったり、相手を怒らせたりするのではないかとい

69　道具的（instrumental）：道具的コミュニケーションから来ている。メッセージの送り手の何らかの意図や目的の達成のための手段、もしくは道具として使われるコミュニケーションを指す。メッセージの受け手の態度や行動に影響を与えるもの。治療的コミュニケーションはその典型であるが、対人コミュニケーションはほとんどが道具的である。（p24参照）

う恐怖感がある。そのために自己開示をする前に、その話題を少しだけ持ち出して相手の反応を見るテストをすることがある。

2.6.4　うその自己開示

　このように自己開示は、双方のやり取りを見ながら行う必要があるのだが、それとともに、相手の開示が正直なものなのか、うそではないのかを見分けることも重要になる。人は、相手の顔をつぶしたくないときや、コンフリクト[70]の回避、スムーズなやり取り、影響力の確保などのためにうその自己開示をすることがある。そのときの発言の特徴は、一般的に次のようになる。

70　コンフリクト（conflict）：対人関係における相容れないニーズのぶつかり合いのこと（p169-186 参照）

① 声が高くなる
② 話す速度が落ちる
③ ポーズを長くとる
④ 言い間違いや言いよどみがある
⑤ すぐに反応する
⑥ 腕や手・指や足が動かなくなる
⑦ 間接的表現が多くなる（「私はたばこを吸わない」ではなく、「うちの家で煙草を吸う人はいない」など）
⑧ 否定的表現が多くなる（「食事療法は守っています」ではなく、「カロリー制限は越えていない」）など
⑨ 「みんな○○○してる」や「だれも○○○してない」など全体を指す言葉が多い
⑩ 具体的に説明できない

2.6.5　自己開示を避ける場合

　自己開示の利点を十分理解していても、次の場合のように、人間は自己開示を避けることがある。

① プライバシーが守られていないとき

② 人前で開示することが不適切な内容のとき（身体や性のことなど）

③ 無駄だと判断するとき（これまでも話し合ってきたが不毛な結果に終わっている内容など）

④ 批判や罰、恥を避けたいとき（親に怒られるからと内緒にする子どもなど）

⑤ コンフリクトを回避したいとき（攻撃的な人に反対したくない）

⑥ 関係を保っておきたいとき（例えば、「他に良い病院が見つかった」とは言いにくい）

2.6.6 自己開示の文化的な違い

　自己開示の程度については、文化や社会的地位、性などにより差があることが示されてきた。例えば、自己を重んじる欧米人は積極的だが、言わなくても分かると考える日本人は自己開示をあまりしないといわれている。確かに、欧米の個人主義の文化では、自己開示は会話を円滑にするだけでなく、自分の能力を周りの人たちに示す必要なスキルだ。簡単にいうと、人前で適切に自慢話ができないと、「この人は能力がない」と評価されるのである。

　性差では、一般的には女性のほうが男性よりも自己開示が多いとか、男性は内容をよく調べて自己開示するが、女性は自己開示する相手をよく調べるなどといったことが伝えられている（Hargie &Dickson, 2004）。

　社会的地位の高い人は低い人よりも自己開示は多く、一般的に、自信のある人は自己開示するけど、自信のない場合は、自己開示は少ないといわれている。

　自己開示は自己認識力の強化にもつながる。自分を十分に知らなければ、開示する内容は出てこない。つまり、自分を知っている人は、しっかり自己開示できるのだ。このように自己開示は、友人関係など一般的な関係では、コミュニケーションの円滑化に重要な働きをする。

2.6.7 患者からの自己開示を促す場合に注意すべきこと

❶ 自己開示を促すにはプライバシーへの配慮が必要である。

❷ 男性患者が開示をするときに配慮が必要である。

一般的に男性は女性よりも自己開示が少ないし、開示しても悪いことを言わない。恥ずかしいと感じる病気については男性医師に話したいと思うこともあり、個別の配慮が必要である。

❸ ストレスがかかる経験では、そのあとに体験や感情を自己開示するのはよいが、事前の自己開示は不安を増幅させるのでよくない（Hargie & Dickson, 2004）。

❹ 自己開示するためには信頼関係が必要だが、開示によって信頼感が生まれることも覚えておく。

❺ 患者に自己開示を促し、それを受けて、ナースが配慮したフィードバックを与えることは、患者にとって「自己開示の使い方」を学習できる機会になる。

❻ 自分の考えを自分の耳で聞くことによって、自己の感情とその理由を知ることができる。患者の自己開示の内容、量、タイミングを観察し、患者の気づきの変化に注意する。

❼ 個人の自己開示の力を育てるには、話をよく聴く相手が必要である（親子の関係）。医療者の受け入れ態度がよいと、患者の開示は増える。

❽ 宗教や政治的信条は開示しない方がよいので注意する（患者とナースの双方に当てはまる）。

　一方、看護では、自己開示を道具として用い、患者や家族に対して不安を軽減して安心を与えたり、収集できる情報を増やしたりしてきた。ナースは、患者とのコミュニケーションで、自分をどのように開示していけばよいのだろうか？効果と注意点を踏まえて考察する。

2.6.8 ナースが患者へ自己開示する場合

2.6.8.1 ナースの自己開示の効果

1）ナースが現実に生きている人間であることを示す

2）ナースと患者間の力関係の差を縮めて等しくさせる

3）患者に対して、新しい考え方を提供できる

4）患者に対して、今の感情が、異常でも予測不可能でもないことを伝えて、誰にでもあることだという気持ちを抱かせる

5）対応の仕方を患者に示す

2.6.8.2 ナースが自己開示する場合の注意点

　ナースが患者や家族に自己開示をするとき、主に共感（p120 参照）を示すための材料の1つとして使う。ナースの自己開示により、「私にも同じようなことがあった。あなたの気持ちはよく分かる」というメッセージを伝えて、治療的コミュニケーション（p112 参照）の過程を進めることができる。「ああ、同じような経験をしたのだったら私の気持ちは分かってもらえる」と安心した患者が、今度は自己開示を行い、結果としてナースが収集できる情報の質と量が上がる。もちろん、自己開示した患者は自分を表出できた満足感を抱き、同様の経験を持つナースに対し、「本当に自分を理解してくれている」と信頼を深める。

　ナースの自己開示がうまくいくとコミュニケーションによい循環が生まれることにもなる。これは確かに、ケアリングなコミュニケーションではあるのだが、ナースは自分の経験を患者との関係に持ち込むことになるので、責任も伴う。「患者のために行う自己開示」であることを念頭に置き、ナースは、次のことに注意して自己開示する必要がある。

1）開示できる情報をコントロールするのはナースである。一方的な身の上話をして患者や家族に精神的な負担をかけない。

2）自己開示の内容や態度がワンアップ（一段上の位置）にならないようにする。つまり、同じ様な内容で自分の方が優れていることを伝えて（自慢話）相手と競合することはしない。

3）患者の話から**関連性のあることのみ**、内容を抽出して、**自分の経験を**簡潔に投げ返す。関連のないことも一緒に開示すると患者は混乱

するだけでなく、自分の話をナースが理解してくれていないと感じて失望する。また、ナースはあくまでも自分が経験したことを開示し、自分の兄弟や両親、友達などの経験を自己開示として出さない。

2.6.8.3　自己開示の手順

次の順序で、ナースは自己開示を行う。

1）相手の話に共感する
2）自己開示
3）確認する

これから準夜勤が始まろうとしている。パートナーのナースが、あなたに「頭が痛い」と言う。これまでもときどき、勤務中に、頭痛で鎮痛薬を飲んでいたことがあった。「お昼ぐらいから頭痛がし始めて薬を飲んだ」と言っている。準夜勤の準備では、スムーズに動けているようだ。

あなた（ナース）の応答
共感的応答：「お昼から頭痛があって鎮痛薬を飲んで、がんばって準夜勤に出てきたのね」
適切な自己開示：「私もあなたほどではないけど、頭痛があって、一度、我慢できなかったときがあった。あの時は日勤が始まる前だったんだけど、休むに休めなくて。鎮痛薬を飲んで本当にがんばって出てきたけど、痛みが治まるまで1時間以上かかったことがあったの」
確認する：「今のあなたもそういう感じみたいね？」

> 同僚は、頭痛があるけど、薬を飲んで何とか仕事ができる状態のようだ。この事例は文脈から語用論[71]での解釈が必要である。「同僚は、がんばって仕事に出てきたことと体調不良への気遣いを期待している」と推論して応答をしている

71 語用論：人間は何らかの意図や目的のために言葉を使うという考え方に基づいた言語コミュニケーションの理論。文脈から推論してその言葉を使った話者の意図の存在を考える（p42参照）

不適切な自己開示：「この前、私も頭痛で大変だった。あまりの痛さに吐き気や

めまいまで出て、薬の効きも悪かったわ。代わってくれる人もいなかった。同じように準夜勤の前だったんだけど、重症患者は今日よりも多かったし、おまけにその日に限って準夜勤で入院を受け入れるし。どうしていいのか全く分からなかったのよ。同じような気持ちでしょ」

同僚の訴えより自己開示の内容のほうが重度になっている。嘔気、重症患者、新入院など、要素が増えている。これでは、同僚に対して、「あなたより私のほうが病状も悪く、労働量も多かったのだから、がんばりなさいよ」とプレッシャーをかけているようだ。これは、競合型でワンアップの自己開示に当たる

例 ❷ ....

　入院が決まったがんの母親に付き添って病棟にやってきた娘。訴えの多い母親に娘は当惑している。「お母さん、看護師さんたちに文句ばかり言わないの!」

ナースの応答：ナースは娘を外に呼び出して次のように言う。
共感的応答：「まだ慣れない病院で不満ばかり言うお母さんにどうしようかと思ってらっしゃるのね」
自己開示「私の母親もがんでした。ちょうど1年前、入院したときは同じような状態でした」
確認と安心「あなたのおかあさんは、ステキな女性よ。しっかりお世話をさせていただくわ」

この事例の場合の自己開示は、先に記した手順とは異なっているが、ナースは、自分もがんの母親を持った経験を話すことで、患者の家族を安心させることができている

不適切な自己開示：
1「前にも同じように入院して不平ばかり言っていたがんの患者さんがいて、その家族もとても心配されていいました。同じような気持ちですよね」

他の患者のことは言ってはいけない。これは「ナースが同じ状況を別の患者で見た」経
験であって自己開示ではない。それだけでなく、守秘義務[72]という倫理上の問題も関わり
そうな発言だ

2「私の友だちの母親もがんで、同じような状態でした」

これは友だちのことで、自分のことではない。自己開示は、自分に直接、関わる経験を話
すことである

2.6.8.4 患者がナースに自己開示を求めてきた場合

「年はいくつ？」「どこに住んでいるの？」

例えば、重要な話をしている最中に、このような質問が患者から出てきたらど
うしたらいいだろうか？自己開示にはリスクを伴うことは冒頭で述べた。「個人の
情報はお話しないことになっています」と丁寧に、しかし、きっぱりと答える方法
がまず1つ。重要な説明の最中であれば、例えば、「退院後の生活の話に戻
しましょう」と、穏やかに言ってもいいだろう。

「あなただけよ、私のことを分かってくれるのは」

「あなたがいなかったら、私はどうしていいか、分からなかったわ」

このようなことを言ってくる患者の場合、どう考えたらいいだろうか？
ナースのケアへの感謝として正直にそういっていることもあるが、依存的傾向
が出てきているか、何か目的があってあなたに取り入ろうとしているかの可能性
も考えられる。このことを念頭に置き、様子を観察して確認する必要がある。

対人関係のワンアップとワンダウンの関係

　ワツラヴィックによると（Watzlawick, et al., 1967）、バランスの取れた対人コミュニケーションでは、互いに自己開示する中で、片方が上手を取る（ワンアップ・ポジション[73]）ともう片方は下手になって（ワンダウン・ポジション[74]）、互いにアップとダウンの関係（役割）を交代しながら展開していく。これをコンプリメンタリー[75]（補完的関係）といい、上下の関係は固定することなく均衡しながら対話は進んでいく。問題が生じるのは、互いに上手を譲らず、ワンアップの応酬でエスカレートしていく場合（シンメトリー[76]）と、ワンアップとワンダウンの関係が固定してしまう場合だ。家族療法でうまくいかない夫婦では、シンメトリーの状態がエスカレートする。

　次の例は、対話の途中で始まった一節である。患者への説明がうまくいかなかったナースのＢさんに対して、同僚ナースのＡさんが話をしている。（ワンアップは↑、ワンダウンは↓で記す）

Ａ：言葉の使い方が適切ではなかったからよ。（↑）
Ｂ：私の言い方がいけなかったって言うの？（↑）
Ａ：その考え方がダメだって言うのよ。自分のことを反省していないじゃない。（↑）
Ｂ：まあ、ご立派ですこと。いつからそんなえらそうな口がきけるようになったのかしら。この職場でいろんなことを教えてあげたのはわたしよ。（↑）
Ａ：ええ、確かに。でも、言葉の使い方は学ばないでよかったわ。（↑）
Ｂ：なんですって、もう一度言ってごらんなさいよ。（↑）

　ＡさんがＢさんの患者への言葉遣いを指摘したことからお互いに一歩も譲らない言い合いになった。ＡさんはＢさんの発言を、ＢさんはＡさんの発言を制して自分の主張をしている。だんだん、どちらがこの言い争いを進めているのか分からない状況だ。各発言の最後の矢印が示したように、これはワンアップの応酬によるシンメトリー・エスカレーション[77]である。この状態になってしまうと、競合するパターンを崩して会話の枠を変えなければ、解決できない。競合

73　ワンアップ・ポジション：上手を取る側

74　ワンダウン・ポジション：下手に出る側

75　コンプリメンタリー：補完的関係ともいう。2人の対話で片方がワンアップ、他方がワンダウンの立場（役割）をとって、その役割を交替しながら対話を続けていく形。

76　シンメトリー：1人がワンアップすれば、もう1人もさらにワンアップとなる状態。シンメトリー（symmetry）とは左右対称のこと

77　シンメトリー・エスカレーション：ワンアップの応酬のシンメトリー関係がどんどんエスカレートする状態

パターンの崩し方として参考になるのが下の例だ。シンメトリー・エスカレーションとは異なり、コンプリメンタリーに互いに役割を交替して補完している。（ワンアップは↑、ワンダウンは↓）

A：私は言葉の使い方をもう少し工夫する必要があると思うけど、どう思う？（-）

B：ええ、事前にもう少し情報を確認して準備しておけばよかったと思っている（↓）

A：あなただけじゃないわよ。私も含めてチームでもう少し話し合っておけばよかった。（↓）

B：確かに、チームカンファレンスの時間がなかったのはまずかった。（↑）

A：今日は重症患者2人の入院という特別な状況だった。でも臨機応変。情報は共有して、疑問があれば自発的に尋ねるべき。（↑）

B：確かに。これからはもっとチームで話をしてそれを基に、十分準備をして患者には説明に行くわ。（↓）

A：明日の朝、全員にこのことは伝えましょうね。（↓）

演習

1. 周りの人と自分の自己開示を観察しよう。自分のためにした自己開示か、それとも会話の相手のことを思ってしている自己開示か？自己開示の結果、情報は増えたか？

2. 3人1組で、話し手と聴き手、オブザーバーになり、聴き手がよく知っている話題を選んで、話し手が話をし、それを受けて聴き手が自己開示をする。オブザーバーは、その自己開示が本文の自己開示の手順 （p68）に従ったものかどうかをチェックする。5分間話をし、その後、聴き手と話し手がそれぞれ感想を述べ、オブザーバーは改良点などをコメントする。話し手は、相手の自己開示を聞いて、自分は理解されたと思ったか？役割を交替する

2.7 フィードバック

Words of Wisdom 14

アノネ、がんばらなくてもいいからさ。具体的に動くことだね

──相田みつを[78]『人間だもの』から

78 相田みつを
(1924-1991) 詩
人、書家

Episode 5 ....

　放課後のテニスコート。テニス部で 3 年生の部員が新入生に指導をしている。「あと 10 球。い〜ち、に〜」。先輩の上げたボールが左右前後に動く。一生懸命走り回る後輩。「おわり!」と 3 年生の声。「ありがとうございました」と頭を下げたが、すぐさま先輩の元に走って行き、息をハアハア言わせながら、「お願いします」と頭をぺこりと下げる。その先輩は、穏やかに、でも厳しく、その 1 年生に言った。「よく走っていたのはよかったです。でも止まったときに構えが安定しないからボールがしっかりつかめない。それと、バックハンドは上手だけど、フォアハンドはもう少し、練習が必要ね」

！ 学習のポイント

1：フィードバックの機能を理解する

2：適切なフィードバックを知る

3：フィードバックの与え方 / 求め方を学ぶ

キーワード

フィードバック、言語的フィードバック、非言語的フィードバック、具体的、フィードバックの与え方 / 受け方 / 求め方

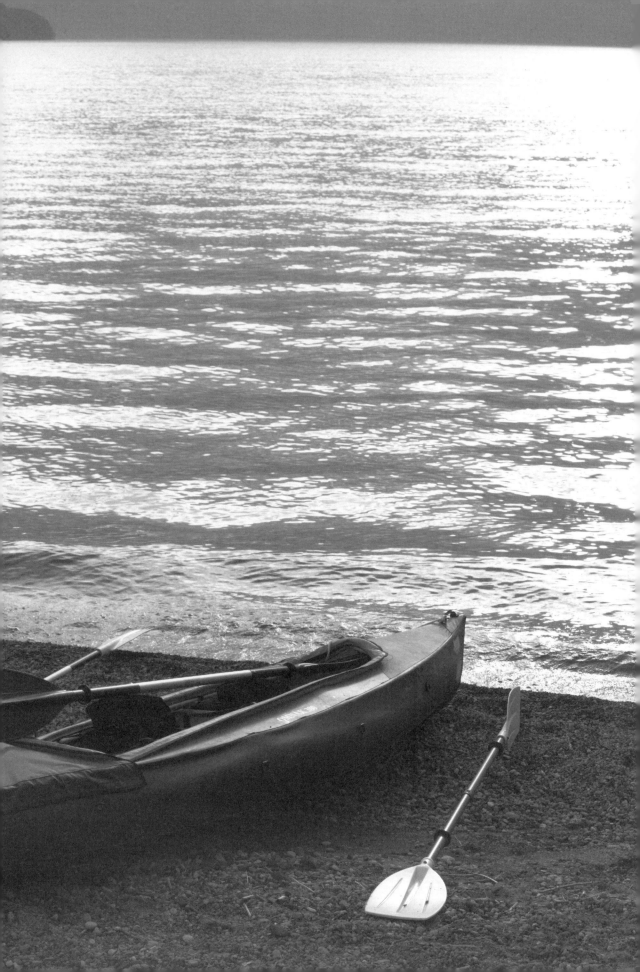

2.7.1 「コメントをお願いします」

Episode 5 は部活動でよくある光景だ。あの後輩が先輩に求めたコメントが
フィードバックである。つまり、フィードバックとは、相手の行動を観察したりメッセー
ジを受けたりしたときに、その相手に自分のメッセージを返すことだ。フィードバッ
クの受け手は自分の行動を別の人間の目から見ることができるので、今のやり
方を継続すべきか、変えるべきかを考える判断材料にできる。つまり、フィードバッ
クは、受け手から見れば、他者の目を自分に取り入れて、自分を新しく成長さ
せることができるものなのだ。

このように、フィードバックに関する対人スキルは、与える側と受けとる側の双
方から考えていく必要がある。

2.7.2 言語と非言語のフィードバック

フィードバックには、言語的なものと非言語的なものがある。相手のメッセー
ジをどう理解して感じたかを伝えるのに、言葉を使うのが言語的フィードバック
（verbal feedback）[79] で、喜びや驚き、退屈、憎しみ、敵意などを表情や
態度で表現することを非言語的フィードバック（non-verbal feedback）[80] とい
う。

2.7.3 フィードバック VS. アドバイス

フィードバックはアドバイスではない。相手の行動についての感想をコメントと
して投げ返すのがフィードバックで、そのフィードバックを相手が受けて、「変わっ
ていくのにどうすべきか」と質問をしてきたときに与えるのがアドバイスだ。

アドバイスを求めてきた場合は、上からの目線ではなく、相手を尊重して、受
け入れやすくなるような表現を選ぶ。例えば、次のような表現だ。

「おそらく、このように変えていけばいいでしょう」

「私の経験では、こうすることが良かったので、おそらくあなたの場合もう
まくいくでしょう」

79 言語的フィード
バック（verval
feedback）：
言葉を使ったフィー
ドバック

80 非言語的フィー
ドバック
（nonverval
feedback）：表情
や態度などで喜び
や驚き、退屈、憎
しみ、敵意などを
表現して送るフィー
ドバックのこと

2.7.4 適切な（的を射た）フィードバックの要件

このようにフィードバックを与えることは、相手の問題をしっかり考えているというメッセージになり、相手を尊重した行為なのだが、すべてのフィードバックが適切で有用であるとは限らない。ナースのコミュニケーションからいうと適切なフィードバックは以下のいずれかの要件を満たしているものだ。

❶ 関係を強化できるフィードバックである
❷ 患者個別のニーズを充足させられるフィードバックである

2.7.5 フィードバックは具体的に

フィードバックは具体的かつ現実的、そして明確で誠実な内容にし、適切なタイミングで提供する必要がある。また、「こうしなさい」とか、「そうじゃなくって、こうするべきだったのよ」といった指図や批判はせず、相手の行動やメッセージに対する感想を伝え、それを採用するかどうかは相手に委ねる。Episode 5 の場合、先輩が後輩に与えたフィードバックが有用かどうかを判断して活用することを決めるのは、フィードバックを受けた後輩なのだ。

2.7.6 指摘するときは相手に確認してから

フィードバックを与えるとき、何らかの指摘をすることになる。その場合、その前に、指摘をしてもよいかどうかを相手に確認する。これを示すものが次にある、学生が研究会で発表をしたあと担当指導者が与えたフィードバックの例だ。

「プレゼンテーション全体としてはまずまずでした。声もよく通り、全体へのアイコンタクトも適切でした。スライドは、図や表、文字のバランスもよく、見やすかったです。ただ 1 つ、気がついたことがあります。指摘してよろしいですか？（相手の様子を見て、うなずきなどで確認を取る）研究方法の説明で、具体的な部分が分かりにくかったです。複雑な方法の説明なので、話す速度を落とし、意味のかたまりごとにポーズを入れて話した方が参加者もよく理解

できたでしょう。そうすれば、単純な確認のための質問がなくなり、質疑の時間の多くを有意義なディスカッションに使えるでしょう」

2.7.7 フィードバックの要点

以下、フィードバックの要点をまとめる。まず、上の例を考えてみよう。

1）実際にそのときに起こったことを具体的に述べる

担当指導者は、全体として程よいプレゼンテーションだという感想を述べた後、発声、アイコンタクト、スライドなど、具体的にコメントしている。後半の指摘では、さらに分かりにくい部分の説明の仕方を詳しく述べている。

2）気づいたことを指摘するために許可を得る

「1つ、気がついたことがあります。指摘してよろしいですか？」と尋ね、相手の承諾を確認している。フィードバックを与える相手を尊重した行為だ。

3）誠実かつ明確に述べる

効果的な質疑応答にするためにもプレゼンテーションの仕方を改善する必要があることを指摘している。フィードバック全体は学生の発表を向上させようとする方向に向いている。誠実かつ明確に述べた、信頼性の高いフィードバックだ。このようなフィードバックを受けた学生は、真摯に受け止めることができるだろう。別の例を挙げよう。

4）受け手がバリデーションできるようにする

「赤ちゃんの授乳について何かはっきりしないことがあるように見えますが、もしよかったら、詳しく話してくださいますか？」

この例の「赤ちゃんの授乳について何かはっきりしないことがある」にあるように、フィードバックはあくまで、送り手が観察して感じた主観である。だから、受け手にとってそれが正しいかどうかは分からない。それを確認（バリデーション[81]）するための質問を、フィードバックの後にする必要があるのだ。上

81 バリデーション：自分の解釈が正しいかどうかを確認すること

の例では、詳しく話してくれるように求めることで、ナースの観察が間違っていないかどうかを確認している。そのあとの患者からの反応を見て、必要に応じ、ナースはさらに具体的な指導を行う。

5）フィードバックのタイミング

　フィードバックを効果的なものにするには、与えるタイミングが非常に重要になる。一番効果的なのは、相手の行動を観察した直後、もしくはできるだけ早く与えることだ。ただ、患者がフィードバックを受ける準備ができていないか、プライバシーが保護されないか、またサポート体制が十分でないかする場合は、別のタイミングを考慮しなければならない。

　相手にフィードバックを受ける準備ができていない場合は、怒り出したり言い訳をしたり、また非言語的に目や顔を背けたり身構えたりする可能性がある。相手の反応をよく観察し、相手が感情的に受け入れられないなら、フィードバックを与えるタイミングではない。フィードバックは、相手の心の準備ができていることを確認してから与える。言葉で許可を得るか、質問を投げかけるか、非言語的に観察することで、心の準備状態を確認する。

6）今の問題を取り上げる

　例えば、狭心症が悪化した患者を見て、「無理して仕事をしたらこうなるって分かっていたでしょう」、肥満の患者に対して「体重を落としなさいね」などというのは、適切なフィードバックではない。当の患者がすでに分かっている過去の行動についてフィードバックしているからだ。フィードバックは、今の状況について行う。

7）アサーティブなフィードバック

　相手の態度や行動が原因で困った状況に陥ったときに、アサーティブにフィードバックを与える定型の表現がある。断固、相手に行動を変えるように求めるものである。その手順の概要だけを以下に、紹介する。詳細は第5章の「コンフリクト・アプローチ」で取り上げる。

　❶「あなたが○○○したとき」と、問題の事実（行動や発言）のみ述べる。
　❷ 自分が被っている影響を正確に説明する。
　❸「私は」を主語にして、「○○○と思う」と自分の感情を述べる。非難

しない。

❹ 「私は○○○を望む」と変わってほしい内容を説明する。

❺ 最後に「それでよいですか?」と確認したり、「どう思われますか?」と問い返し、相手にフィードバックできる機会を与える。

「私は、あなたが遅刻すると、時間通りに申し送りをして帰ることができなくて困っています。そのために (私は)、自分の子どもに食事をさせる時間が遅れたりなど、私生活に、大変迷惑を被っているのです。それだけではありません。(私は) 引継ぎの時間が延びることで、ナースの患者に対する注意が散漫になると思います。私は、(あなたが) 遅刻をしなようにしてほしいですが、どう思いますか?」

2.7.8 受けたフィードバックはよく理解する

次は、フィードバックの受け方だ。手順は次のようになる。

❶ フィードバックされた内容をよく理解する

❷ 応答するときは、理解したフィードバックの内容を述べて、自分の理解に間違いがないかを確認する

❸ 変えたほうがよい部分を具体的に指摘してくれるように求める

❹ フィードバックに感謝をする

❺ フィードバックの内容を考察する

この手順を踏まえて、最初の例にあったプレゼンテーションの指導担当者からのフィードバックを、学生がどのように受けたらよいのかを次に示す。

「コメントをありがとうございます。おっしゃることは理解できたと思います。プレゼンテーションの全体構成についてはさらによいものができるように工夫していきます。問題の研究方法の説明は、複雑な方法について説明する速度が速かったのと、ポーズが取れていなかったので意味が取りにくかったこと、そのために参加者が十分理解できず、質疑で確認の質問が出て、ディスカッションの時間がとられてしまったので、それはプレゼンテーションの工夫で回避できること、そうすれば質疑の時間を有意義なディスカッションにできる、という

ことでよろしいですか？（相手の様子を確認する）分かりました。複雑な方法の説明では、話す速度を落とすことと意味のかたまりごとにポーズを取ること以外に何か工夫をするところはありますか？」

　フィードバックを受ける場合は、まず、内容をしっかり理解しなければならない。理解したことを繰り返すか、もらさず自分の言葉で述べるかして確認をすることで、自分の理解を強化する。これは、フィードバックをくれた相手への感謝と敬意を表している行動でもある。

2.7.9　与えるべきか、受けるべきか

　ナースのコミュニケーションでは、与えるフィードバックと受けるフィードバックのどちらもが重要なスキルであることは、理解できただろう。

　フィードバックを与える場合、相手の成長の方向性やニーズを誠実に考慮する。受ける場合は貴重な自己成長の機会が与えられたことを感謝して変化の判断材料にする。とは言っても、気持ちの上でフィードバックを受け止めにくいときもあるだろう。その時は、どうしてそうなのか、自分を冷静に見つめてみてほしい。フィードバックを受け止められる人は自分の長所短所の両方を直視できる、気持ちの安定した、自信のある人間だからだ。

> **演習**
> 1. 自分が受けたフィードバックを考察しよう。受け入れやすいフィードバックだったか？もっと受け入れやすいものにするにはどこを変えたらよいと思うか？
> 2. 相手にフィードバックを求めることができるか？どうすれば抵抗なくフィードバックを受けることができるか？話し合ってみよう。
> 3. 各セクションの演習で、オブザーバーとしてコメント（フィードバック）するとき、このセクションのフィードバックの与え方の手順で行ってみよう。このセクションで学んだことを考えて、そのフィードバックが適切で効果的であったかを、そのときのグループの人たちと話し合おう。

2.8 意見の述べ方

Words of Wisdom 15

会話とは、共同で作り上げる公共のものだ
——フィリップ・チェスターフィールド[82]　『わが息子よ、君はどう生きるか』から

82 Philip
Chesterfield
(1694-1773)：イ
ギリス文人政治家

> ❗ **学習のポイント**
>
> 1：意見を述べる手順を知る
>
> 2：意見を述べる場合の注意点を理解する

キーワード

意見を述べる、アサーティブネス

2.8.1 ナースは意見を求められることがある

　ナースは、患者や家族から意見を求められることもあるし、また、家族や友人、地域の人々から看護やケアの専門家として意見を尋ねられることもある。したがって、意見の述べ方を知っておくことは重要だ。

2.8.2 意見を述べるには手順がある

　患者や家族に対して意見を述べるとき、次の順序で行う。

1）意見を言っていいかと尋ね、同意をもらう

　「いい方法がありますが、お話しましょうか？」「ご興味があれば、説明します」などの表現を使う。もし、相手が、話題を変えたり、「私の状況は

特殊だから」といったりしたら、「そんなことは聞いても仕方ない」、あるいは「言ってはだめだ」という間接的なメッセージなので、意見を述べることは控える。このとき、相手の表情やしぐさなどの非言語情報で、聞きたいかどうかを判断できる。

2) 自分がどうしてそのような意見を選ぶのか、理由や根拠を述べる

3) 最後に「どう思われますか?」と相手の考えを尋ねる

　患者や家族は、判断に迷い、判断の指針がほしくて、意見を求めにくる。だから、患者と家族が考え方の利点を十分理解して判断の参考にできるように、ナースは意見を述べるときに理由や根拠を説明する必要がある。これが意思決定の共同プロセスだ。しかし、ナースの意見が必ずしも採用されるわけではないし、結果的にベストな選択肢でなくて批判されることもある。「そんなことは割に合わないので意見を言わない」となると、今度は専門職者として信頼されなくなる。自分がベストだ思う考えに根拠を添えて患者に説明し、患者が全てのことを決定できるようにすることが、看護専門職として責任を果たすことなのだ。

2.8.3 意見を述べるときの注意: メンツをつぶさないような配慮

　人前で相手の言ったことを訂正すると、訂正した人が上で訂正された人が下という対人間の構図が出来てしまい、周りの人たちもそれを目の当たりにすることになる。力が競合する場面で、このような力関係を戦術的に見せる政治的駆け引きもある。ただ、患者や家族にとっては、医療という不慣れで不利な場所で、大きな違いもないことを訂正されると、結果的に無知な印象を回りに与えることになってしまう。もしそうなってしまったら、患者や家族はどう感じるだろうか?

　「昨日は空が真っ青で気持ちがよかった。お昼から散歩に出かけたんだ」

このとき、「真っ青じゃなくって、雲が少しありましたよ」と言うとどうだろうか？例え雲があったとしてもそれが大きな意味を持つものではない。この場面で重視すべきは、「気持ちのよい日で散歩に出て楽しかった」ことを共感することである。この場合に、瑣末な訂正をすることは適切な意見の述べ方ではない。

相手の間違いを訂正するなどは、フェイス侵害行為[83]になる。フェイスとは、言語コミュニケーションの理論で面子（メンツ）のことをいう。間違いの指摘や訂正など、相手の否定を伴う場合、相手の顔をつぶすおそれが高くなるので（フェイスリスク[84]が大きい）、下記のように、まず、フェイスリスクを軽減してから、フェイス侵害行為（この場合は間違いの訂正）を行おうとするのが、通常の対人コミュニケーションの手順だ。

「違っていたらごめんなさい。でも○○○ではないですか？」

「私が間違っているかもしれませんが、○○○」

「お気持ちは分からないことはないですが、○○○」

「おっしゃることは、ある意味、分かりますが○○○」

「そういう見方はあるかもしれませんが、○○○」

2.8.4　一番いいたいことは何ですか?

病棟のカンファレンスや院内の委員会などで、これまで、あまり意見を述べてこなかった人は、次回、機会があったら勇気を出して意見を出してみよう。但し、その場合は、発言前に頭の中で一番言いたいことをまとめておく。何も考えずに話し出して、「まとまりませんが…」と言って終わることがないようにする。

2.8.5　意見を述べると自信になる

意見を述べた後は気分がすっきりし、自信も出てくる。反対や拒絶の意見

83 フェイス侵害行為：顔をつぶすような発言をすることで、この場合、フェイス侵害行為を軽減するためにポライトネス（目的や意図があって使う丁寧な表現）を用いる。第2章の「聴く」のセクションで説明した語用論に含まれるものである

84 フェイスリスク：顔をつぶすリスク

が出ることもあるが、それは自分が否定されたことではなく、意見への反対だ。反対されてもあわてないように。深呼吸をすると、落ち着いてくる。相手の発言の中から、相手が反対する理由を抜き出し、自分の考えと相手の意見を対比しながら、**自分の意見の利点を主張する**。これが論戦だ。でも、そこまでいかなくても、まずは、自分の意見を述べることから始めるとよいだろう。コミュニケーションのベースにあるのは、自分に対する信頼、自信である。意見を述べることでその自信は必ず、強化される。

85 ワンアップ：
上手の立場のこと
（p71 参照）

> **演習**
>
> 1. 周りの人たちの意見の述べ方をよく観察してみよう。相手から許可を得たか、理由や根拠を説明したか、状況への配慮はあったか、ワンアップ[85] になっていないかなどをチェックする。相手から意見を受けたときの感情にも注意する。2 週間程度、観察を行い、ノートに記録して、最後に、全体で出し合って話し合う。
> 2. 1 日に 1 回は、人の良いところを努めて褒めよう。相手の反応、そしてそれを見た自分の気持ちを考察する。人を褒める表現を増やしていく。

2.9 説明のスキル

Words of Wisdom 16

大工と話すときは、大工の言葉を使わなければならない
——プラトン[86]

86　プラトン（紀元前 427-347）　古代ギリシャの哲学者

> **!　学習のポイント**
>
> 1：分かりやすい説明とは何かを理解する
>
> 2：説明をするための準備、計画立案、実施、評価をする
>
> 3：説明の手順を知る

キーワード

簡潔、構成、聞きやすさ、アセスメント、漢語、やまと（大和）言葉、時系列、重要性の順序、ラベリングとナンバリング、因果関係、理由、比較／対比、バリデーション、具体的な説明、デモンストレーション

2.9.1 ナースには説明をする機会が多い

　ナースは日常、いろいろな場面で説明をすることが要求される。患者に対する保健指導だけでなく、病棟のカンファレンスや院内の委員会活動などでの発言においても、説明を伴うものがほとんどだ。その際、説明内容に間違いがないかどうかに関心が行きがちだが、それだけでは最適な説明にならない。聞き手にとって分かりやすい説明ができるかどうかについての配慮が不可欠だ。

　同じ説明でもよく分かるものと分かりにくいものがあることは、読者も感じることがあるだろう。分かりにくい説明では聞き手の理解は得られない。その結果、いくら良いことを言っても、患者は指導した内容を守らず、職場や院内の会議では自分の発言が無視されてしまうといったことが起こってしまう。

分かりやすい説明とは、簡潔に、重要ポイントを押さえた、理解しやすい順序で構成した、聞きやすい説明だ。ナースがそのような説明をするにはどうしたらよいのかをこのセクションでは取り上げる。後半では、会議の席上での説明のしかたについても検討する。

2.9.2　分かりやすい説明

2.9.2.1　「分かりやすい説明」をする準備

2.9.2.1.1　アセスメント

　この場合のアセスメントは聞き手の調査のことである。戦いに勝つ（説明の成功）にはまず、敵（説明の相手）を知らなければならない。

- 具体的に聞き手はどのような情報を求めているのか（例えば、患者がほしい情報）
- 聞き手がすでに知っていることは何か
- 聞き手の理解度を予測する（聞き手の中に、理解を促進するか、あるいは理解を阻害するかする態度はあるか）
- 聞き手の感情を動かすことができるものは何かあるか

　以上のことをアセスメントして、聞き手のニーズに合った、受け取りやすい、最も効果的な内容を考える。

2.9.2.1.2　計画の立案

　アセスメントで聞き手に対して必要なものが把握できたら、それを基に説明の計画を立てる。内容の理解が不十分だと人への説明など絶対にできない。しかし詳しく調べたのはいいけれど、多すぎる情報では、聞き手は、全てを、右から左に流して、何も残らないおそれがある。だから、先に聞き手の調査をして、その上で、説明に必要な内容を絞っていくのだ。アセスメントを受けての計画の立案手順は、次のようになる。

- 何を説明するのかを決める
- 優先順位をつける
- 測定可能な目標を立てる
- 説明の環境を整えてタイミングを計る(説明に使う部屋は適切な状態か、できれば下見をする)
- 適切な内容を選ぶ

　どのような話にも必ず、キーポイントがある。情報には重要なものとそうでないものがあって、階層構造[87]ができているのだ。情報の重要性の優先度を考えて階層分けすることで、聞き手は何が重要なのかが理解できる。このように内容が構造化されたものが、分かりやすい説明だ。

2.9.2.2 「分かりやすい説明」をする

　ポイントは以下の5点になる。

- **明瞭な言葉を使う**
- **ビジュアルエイド[88]などを使う**
- **サインポスト（接続詞相当語句）を適切に使う**
- **重要ポイントを繰り返す**
- **フィードバックをもらう**

　「明瞭な言葉」については具体的に次の項の 「説明の手順」で述べる。ビジュアルエイドとは視覚に訴えた教材のことで （パンフレットなど、また講義などに使うパワーポイントスライドやOHP）、聞き手の理解を助けるために使う。こうした視覚材料を作成しただけでは不十分でしっかり使いこなさなければならない。説明の段階では全く支障なく使えるように準備しておく。

　話の中で、何回も機会を見つけて、重要ポイントを繰り返すことにより、聞き手の理解と記憶を強化していく。最後にどうだったかと聞き手からフィードバックをもらうことでどのように受け取られたかが把握でき、次への工夫のヒントになる。フードバックは、途中、相手の非言語情報を確認するか、相手に質問をして理解を確認することでも得ることができる。

87 階層構造：段階的に層ができた構造で、各層の間に序列や優先順位が見られるもの

88 ビジュアルエイド：イラスト、写真、文字のフォントや色など、視覚を補助する手段で聞き手や読み手の理解を助けるもの。パンフレット、パワーポイントスライド、OHPなどの資料がそれに当たる

サインポストは、スピーチマーカーとも言われる。その中には、話を反転させたり対照的な事項を示すときに使う「しかし」、理由を表す「なぜかというと」、次へのつながりを明示する「したがって」、話題を変えるために使う「ところで」などの接続詞あるいはその相当語句、「まず」・「最初に」・「1番目に」・「2番目に」・「最後に」といった話の順序のナンバリングが含まれる。これからどのような方向に話を進めるのかを示すマーカー（目印／標識）なので、効果的に使うことで、よく分かる説明になる。（人の話を聴く場合は、サインポストを手がかりに話を予測し理解を進める）。

　説明の具体的な手順について次に述べる。

2.9.2.2.1 説明の手順

1）最初に話の全体構造を示し、話の内容を予告する

　どのような手順で説明するのかを最初に伝えて話の見通しを与える。結論を先に言って、その理由を後に続ける場合もある。以下の例にあるように、原則としては、全体から細部へ、つまり大きなものから小さなものへと話を進める。

　「昨日から、糖尿病の日常生活の管理について説明しています。食事と運動、皮膚のケアの3つが主な内容です。昨日は食事に関してお話しました。今日は、運動についてお話し、明日は、最後の皮膚のケアについて説明します。では、運動について2つのことを話しますが、よろしいですか？最初は運動が大切である理由について、2つ目は具体的な運動の種類と続けるための工夫についてです」

2）分かりやすい言葉を使う

　「<u>副作用</u>がでたら直ちに言ってください。注意深く服薬されるように確認することが、<u>医療の安全</u>にとって重要なことだと思っています」

注意❶漢語よりもやまと（大和）言葉を使う

　下線文字の中で、「副作用」は、テレビや新聞の医療関連のニュースにも出てくるので、患者や家族も知っているだろう。ただ、使う場合は、患者の理解を確認しながら、具体的に副作用として考えられる症状を挙げる方がよい。

「服薬」は、「薬を飲む」にする。「医療の安全」は、日本人がよく使う、意味が分かりにくい、漢語（漢字から成る熟語）の組合わせのパターンを示している。漢語を使うのであれば「患者の安全」の方がまだましだが、もう少し砕いて

「安心して薬を飲んでいただくために」

と表現する方がよいだろう。この表現に漢語（「安心」）は入っているが、基調は「かな文字」を使ったやまと（大和）言葉[89]だ。

患者や家族へ専門用語を使わないことは原則だが、方向性としては、極力、漢語表現を少なくしてやまと言葉にする努力をすべきである。漢語を使う場合、意味がよく分かるものなのかどうかをもう一度、チェックしてほしい。

注意❷ 患者や家族には医療用語は使わない

もう１つ、医療用語を患者や家族に使わないようにしなければならないのは、医療用語が、医療者と患者の関係を分断させるからだ。専門用語を知っている医療者が断然有利でパワー[90]がある。出発時点ですでに存在する患者と医療者との力の差は、パワーのある医療者側が縮める努力をしないと、開いたままになってしまう。対等な立場を目指す適切なコミュニケーション活動に整合することではない。

3）１回に１つの内容を説明する（１度にたくさんのことを説明しない）
説明の順序として、５つ（アからオまで）ある。

（ア）時系列（年代や時間で古いものから新しいものへ。また手順のように実施の順番の通り）に説明する

（イ）空間の順序を決めたら、ずっとその順序に従って説明する
　　　右→左、左→右、上→下、下→上、縦→横、横→縦、中心→周辺、周辺→中心

（ウ）重要なものから順番に説明する
　　　この場合、ラベリングとナンバリングという手法を使う。「〜について」と話の内容のラベルをつける（ポイントの要点を一言で表現する）こと

89 やまと言葉：日本固有のことば（和語）。かな文字を使っている。漢語や外来語に対するもの

90 パワーとは権力、権限、決定できる裁量などを指す

をラベリングといい、「この問題については 3 つのことが重要です。1 番目は○○○、2 番目は○○○」と、挙げる要点の数と、1 番、2 番と順序をつけることをナンバリングという。

ナース：（病棟のカンファレンスで）「（患者）A さんの退院にむけての問題点について説明します【ラベリング】
大きな問題が 3 つあります【ナンバリング】
・1 つ目は、皮膚のセルフケアがしっかり理解されていません。
・2 つ目は、○○○」

（エ）因果関係から説明する

原因を述べて、その次に結果を述べるか、先に結果を言って、その後、原因にさかのぼっていくかのいずれかで行う。

（オ）比較 / 対比をして説明する

基準を決めて比べながら説明する。通常は、根拠を示すときに使う。

　「夕方の忙しい時間への対応のために、日勤者を残らせるか、遅出のナースを増やして対応するかの 2 つの案が挙がりましたが、結論として遅出のナースの増員で対応したいと思います。理由は次のようになります。
　日勤者の場合、日中から患者の状態が把握できているので重症者には対応しやすいのですが、超過勤務で負担が大きくなる欠点があります。遅出の場合は、超過勤務の問題はありません。今後、重症患者が増える傾向にはありますので、ナースの労働負担が恒常的に増大する懸念があり、常に日勤者に残業をさせるわけにもいかないのが実情です。
　以上の理由で、遅出ナースの増員で対応したいと思います」

Q：この例文では、何と何が対比 / 比較されて、理由とされているか？
　　（下線の部分に注意）

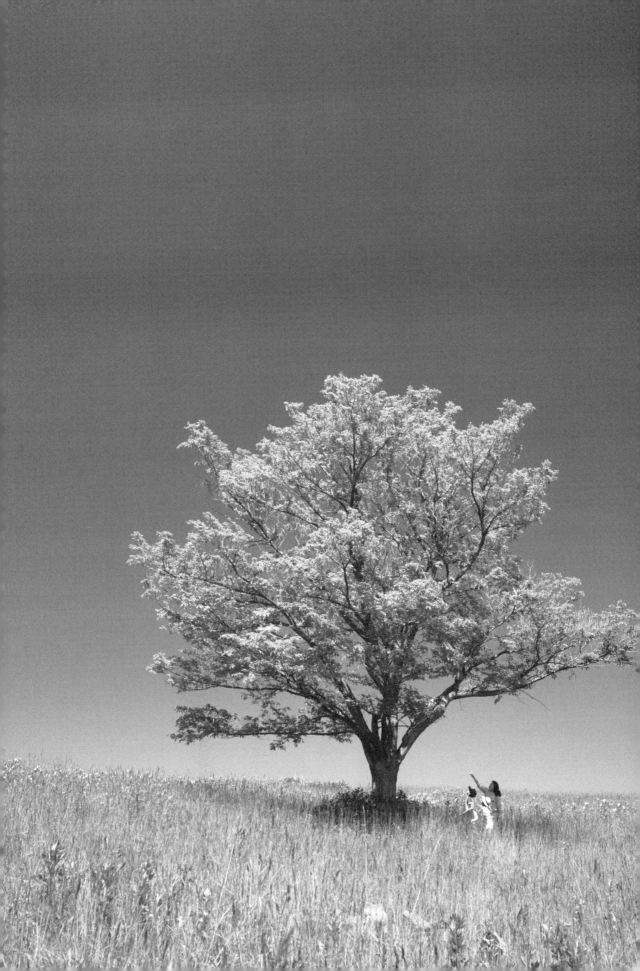

91 バリデーショ
ン：相手の言ったこ
とを、相手を尊重し
ながら、確認するこ
と

4）バリデーション[91]しながら説明する

　途中、「これまでのところ、分かりましたか?」、「何か分からないことがありますか?」と何回も確認しながらか、あるいは、それまでの主な内容について質問をしながら、説明を続ける。次の例を見て見よう。

　「インフルエンザの予防には手洗いがとても重要です。特に外出から帰ったときには、その手で部屋のいろいろなところに触れたり、食べ物を食べたりしないで、すぐに手を洗います。流水を使って指の間もよく洗い流してください。外ではいろいろなものに触れているので、手にインフルエンザウイルスがついたままになっています。分かりましたか?」

　この例では、最後の 「分かりましたか?」という確認は必ず入れる。
　もう１つの例は、内容について質問を積み重ねていくことで、実は説明をしている形のものである。

　「インフルエンザの予防のために、外から帰ったら何をしたらいいですか?」
　「そうですね。外から帰ったら必ず手を洗いますね。手洗いはどうして必要ですか?理由を教えてください」
　「そのとおりです。外でいろいろなものに触れた手を洗わずに、そのままで家の中のものに触ったり、食べ物を食べたりするとインフルエンザに罹りやすくなります。では、どのように手を洗いますか?」

　このように目的に基づいて質問を重ねていくというやり方で、説明することもある。

5）具体的に説明する

　「がんばってくれてうれしいわ」

　ただこれだけでは、うれしい内容がよく分からない。このように感情表現を使うとき（その他、「よかった」、「悲しい」、「がっかりした」など）、具体的にどういうことについてなのかを表現しないと、理解されないか、誤解を招くおそれがある。

「宮田さんの頑張りには嬉しく思いました。毎日、1時間の散歩を欠かさず、緑黄色の野菜を3食必ずとって、間食をとらないようにされています。その成果として、1ヵ月前の体重から、1.5kg減り、血中のコレステロール値も安定してきました」

　宮田さんのがんばりとして運動と食事にポイントを置き、実際の努力と結果を関連付けており、それ以外の余計な情報を入れない具体的で簡潔な説明になっている。
　もう1つ、具体的な説明には、「例を挙げる」方法がある。

「例えば、昨日はほうれん草のおひたし、今日は、ブロッコリーのサラダと、目先を変えて、緑の野菜をいろいろ取ろうとされていますね。いいことです」

6）重要なポイントを繰り返す。結論では必ず、重要点を強調して終わる
　「つまり、運動と食事、そして皮膚の清潔の3つが非常に大切です」
　【「つまり」は、その後に、重点のまとめが来ることを示すマーカーである】

2.9.2.2.2 デモンストレーション

　技術について説明し、それをやって見せて、実際に、相手にさせるのがデモンストレーションである。患者や家族への指導、職場での新しい技術や手順の導入などで使われる。例えば、新生児の沐浴指導（母親／父親）ではこの方法が採用されている。このように、「聞かせて、見せて、させる」プロセスでは、相手の理解の程度を、態度や表情などの非言語情報で把握したり、質問をしたりして、確認しながら進めることになる。最後に、必ず、分かりにくかったところはないかを尋ねて、不明瞭な部分は、具体的に例を挙げたりして説明を加える。

2.9.2.3 評価する
　説明が終わったらそのままにしておかず、必ず、自己評価をするとともに相

手からフィードバックをもらい、次回の説明戦略に組み入れる。

2.9.3 患者や家族は詳しい説明を求めている

　患者や家族は医療職者が詳しい説明をすることを歓迎しているし、説明は患者の服薬も含めた治療の遵守を明らかに高めるものだ（Riley, 2004; Arnold et al., 2007）。ただ、がんなど、患者によって求める情報の程度が異なる場合があるので、個別に、説明を考える必要がある。

　臨床での説明の時間と説明の受け手の記銘率は比例するといわれている（Hargie & Dickson, 2004）。つまり時間をかけて説明しないと患者は大事なことを忘れてしまうのだ。忙しい臨床現場では苦しい対応になるが、本当に重要なことを簡潔に、時間を置いて何度もくり返し伝えるなど、工夫をしてほしい。説明すること自体が患者へのエンパワーになる。情報を与えられて自らの意思決定ができるからだ。

2.9.4 説明はナースにとって学習の機会

　一般的に言われるように、話を聞いたりまとめたりするよりも、教えること、つまり説明すること自体が、ナースにとって学習の機会になる。そのような機会を大事に、最大限生かしてほしい。

　急に、説明を求められても準備ができていないことがあるので、説明が必要だと想定されるものには、あらかじめ、どのように説明するのかを頭の中で組み立てておくことが必要だ。ここでも、準備が周到であれば、それに比例して実践の成果は上がる。

2.9.5 説明の成功の秘訣は　　　受け手が知りたい内容の事前チェック

　これまでのところからもう理解できたと思うが、受け手の側からすると、「分か

りやすい説明」とは、興味ある、知りたいことを教えてくれるものだ。事前にそのニーズを把握することで説明の効果は上がり、受け手は説明されたことをどんどん吸収していく。たくさん学べる相手を嫌いにはならないだろう。それが実質的な信頼関係につながっていくのだ。

> **演習**
>
> 1. 次回、説明をするときは、このセクションで学んだことを最大限に使って準備をしよう。説明の後、評価をし、その次の計画を修正する。
> 2. 日常業務で説明を求められる頻度の高いものについては、あらかじめ、説明内容を考案して頭の中に整理しておき（ノートに書いてもよい）、すぐに取り出せるようにしておく。

2.10 効果的な声の出し方と音声表現

Words of Wisdom 17

**言語不明瞭な幼児がふえてきたのは、こどもに語りかける
ことばが、不明瞭、あるいは早口で、はっきりききとれない
ためではないかと思われます**

——外山滋比古[92]『子育ては言葉の教育から』から

92 外山滋比古
(1923-) 英文学者、
言語学者、評論家

 学習のポイント

1：発声に適切な呼吸法を身につける

2：張りのある声の出し方ができるようにする

3：意味を効果的に伝達できる、強勢のおき方を理解する

キーワード

腹式呼吸、張りのある声、強勢のおき方

2.10.1 効果的な発声の仕方

1）息は鼻から吸い、口から出す腹式呼吸。口は閉じておく

　基本的な呼吸は、腹式呼吸で鼻から息を吸って、口から息を出す。口では
息は吸わないようにする。口呼吸をする癖がある場合、胸を動かすだけの呼
吸になり、労作があまりかからず楽なものの、吸気が十分に入らない状態に
なる。その結果、呼吸回数が増加する。常時口を開けていることになり、見
た目もよくないし、口臭も漏れてくる。口呼吸で意識的に深く息をすると、
「ハー」という強い音が口から漏れ、話の間の耳障りな雑音になる。特にこ
れが問題になるのは、会議などでマイクを使ったときだ。最新の会議システム
などに使われているマイクは感度がよく、息を口で吸う「ハー」という音を全

て拾ってしまい、とても聞きづらくなってしまう。

腹式呼吸の利点は、大きく息を吸ったときおなかから胸まで吸気をためておくことができることだ。最大量の息を保持でき、呼吸の頻度を抑えることができる。

2) 早口と酸欠の悪循環に注意

人前で話しているときに、緊張して、だんだん早口になることがある。また、学内でのプレゼンテーションや、複数の患者や家族を前にして講義などで、長く話していて疲れてくるとき、だんだん早口になる。すでに酸欠状態に陥っており、その上、早口で十分な呼吸ができず、さらに酸欠になって早口になるという悪循環に陥る。こんなときは、意識的に、意味の句切れの部分でポーズ（休止）をとって深呼吸（腹式で息を鼻から吸い口から出す）する。酸素を十分に補給するとともに、気持ちを落ち着けて、ゆっくりと、言葉を1つずつしっかり発音しながら、話を続ける。

3) アーティキュレーションを明瞭に

早口だと、一つ一つの言葉のアーティキュレーション（滑舌）[93] が犠牲になって言葉がよく分からなくなる。音がつぶれてしまうのだ。少し話す速度を落とし、強調する部分では、その前でポーズを取って（タメ）、強勢を入れて発音する。早口だと、そうしたタメがなくなり、強調点が聞いている人間に伝わらず、プレゼンテーションの効果を減じてしまう。

4) タメ（間）を効果的に使う

「話し上手な人は間が上手」といわれる。「タメ」ともいわれる間合いのことだ。ポーズがないだらだらとした話は、聞き手の意味づけの障害になる。特に、患者や家族にとっては、そのような話し方で説明をされると、内容の理解に到らない。ちょっと専門的で難しいかなと思われる内容を患者や家族に説明する場合、その部分に来たらスピードを落とし、特に重要な概念や用語の前に少しポーズを入れる。このようなやり方は、聞き手に「これから聞きなれないことが出てくる。でもこれは重要なことだ」と予想、あるいは期待させる効果がある。

ポーズ（休止）、つまり間を取ることが難しいのは、話しているときは、言

93 アーティキュレーション：言葉を歯切れよく、一音一音はっきりと発音してしゃべること。滑舌

葉を繰り出しているほうが安心だからだ。それをあえて止めて間を取るのは怖い。でも、実際は、「間」を上手く入れることが、話すときの効果を格段に引き上げる。間のとり方で一番参考になるのは落語だ。アナウンサーなど、声を出す仕事の人たちは、落語を参考にしている。一度そのような目で、落語を聴いてみてほしい。

5) 張りのある声を作る

　声に張りがあると、声を小さくしても、聞く人にとっては声が耳によく入ってくるので、声を低くして患者に話さないといけない場合も効果的だ。では、「張りのある声」とはどのような声なのだろうか？

　中学校や高校の演劇部や放送部の人たちが、体育館の舞台に立って、正面の反対側の壁にまで声を届かせるように、大きな声で発声練習をしていたのを見たことがあるだろう。実際に、演劇部や放送部に所属してそれを経験してきた読者もいるかもしれない。声を大きく出すことによっては、声帯に空気を通過させてしっかり声帯を振動させて発声する練習をしているのだ。そうすることで実質がしっかり詰まった声が出る。声の輪郭がはっきりした張りのある声になるのだ。声が小さいと、空気が声帯に通らず振動できない。声の実質が希薄なので、マイクを使うと増幅されて、さらに声が薄まってしまう。写真に例えるとピンボケ状態になる。これが「張りのない声」で、聞いている人には届かない。

　プレゼンテーションなど、人前で話す機会があるときは、材料は何でもよいので、何日か前から、音読をして声を出す練習して臨むとよい。

2.10.2　一番言いたいことを強調した話し方

　話の内容に優先順位をつけ、他のものは捨ててもこれだけは言いたいということを、強調する。そのためには、最重要メッセージを繰り返し出すことと、それを口に出す前に少し、ポーズをとって、息を吸い、強勢を入れてその部分を発声することを心がけてほしい。

　重要項目を羅列する場合も、全てが同等というものはない。必ず、その中の優先順位があるので、それを明確に意識して、重要な順番に出して、強弱を

つけていく。

　強勢の置き方で１つ重要なことは、形容詞や副詞（もしくはその相当語句）など、修飾する言葉を強く発声すべきである場合が多いことである。修飾する言葉は、話し手の感情を示したものであるからだ。

大きな声、**話し**上手
しっかり固定する、**やさしく**拭く
（フォントの大きい太字部分の方を強く発声する）

演習

1. このセクションで学んだ、発声の仕方を実践してみよう。
2. 小説でも新聞でもよいので、自分が読みやすい（意味を共感できる平易な書き方のもの）をゆっくり、意味のかたまりごとに適切にポーズをとって、全体の意味を表現するように音読する。継続的に音読してみる。

2.11 セルフ・コントロール

Words of Wisdom 18

貯金

私ね　人から

やさしさを貰ったら

心に貯金をしておくの

さびしくなった時には

それを引き出して

元気になる

あなたも　今から

積んでおきなさい

年金より

いいわよ

——柴田トヨ『くじけないで』（白寿の処女詩集）から

 学習のポイント

1：セルフ・コントロールとセルフ・ケアの必要性を理解する

2：ポジティブ・セルフトークの使い方を知って実践する

3：リラクゼーションをやってみる

キーワード

ポジティブ・セルフトーク、リラクゼーション、セルフケア

2.11.1 対人コミュニケーションの前提は 安定している自分

　これまで対人コミュニケーションの個別のスキルについて勉強してきた。ここで一番大事なことを強調する。スキルは安定した使い手がいてこそ、生きてくる。自分の気持ちの安定自体がおぼつかなければ、相手に誠実な関心を抱き関係を近づけたり、また少し距離を置いたりといったことを円滑にはできない。個別スキルのセクションでも学んだように、看護に関する対人コミュニケーションでは、そのスキルの使用には、特に集中力が必要だ。自分が不安定な状態では集中などできない。

　患者や家族、同僚や他の医療職者と接するナースは、いろいろな事情を伴った感情に常にさらされている。こうした心理的な負担がある中、患者が重症化し、入院日数も短縮化される。労働による身体的な負担は大きくなる。でも人はナースのケアを求めている。そうした仕事の重圧の中で押しつぶされることなく、明日もまた元気な顔で職場に出ていくのに一番必要なことは、エネルギーを常に再生できる生活を自分に整えることなのだ。仕事だけをするのではない。家族や友人との時間をとる、ヨガや好きなスポーツなど身体を動かすことをする、心を活性化できるような本を読む、音楽を聞くなど、自分で工夫してエネルギーを再チャージしていく。それが、自分の仕事を持続可能していく最良の方法だ。

　持続可能な自分作りの一助になることを期待し、この章の最後のセクションでは、自己コントロールのためのセルフトーク、リラクゼーション、セルフケアをとり上げる。

2.11.2 ポジティブ・セルフトーク

2.11.2.1 内なる対話の影響力

　セルフトーク[94]とは、平たく言えば、自分で聞いている 「独り言」である。問題は、この独り言が、「言ってそれで終わり」というのではなく、内なる対話（internal dialogue）として、解釈（思考）のループを作ることだ。「ポジティブ思考」と「ネガティブ思考」はよく知られた言葉だと思うが、思考のループの方向がポジティブかネガティブかで、感情に与える影響は180度異なる。問題は、その感情が行動を決定することだ。

94 セルフトーク：自分で聞いている独り言、内なる対話のこと

ポジティブなセルフトークだと常に建設的な解釈が頭の中を循環する。前向きな解釈になり、気持ちも行動も前向きで、結果も前向きに解釈する。プラス思考の中で、ポジティブな文脈が積み重なっていくので、対人コミュニケーションも建設的なものに発展していく。

しかし、ネガティブな思考が頭の中に渦巻くと、自分勝手なネガティブ・ストーリーが循環し、否定的な解釈で、気持ちも行動もマイナスに振れていく。そんな状態で人と接すると、ネガティブな解釈を基にネガティブな言語および非言語メッセージを発して、相手の気分を害し、マイナスの文脈を積み重ねて、関係悪化のサイクルに入ってしまう。

このように、一旦、対人関係が負のスパイラルに入ってしまうと、あっという間にエスカレートし、疑いや恐怖、不安で身動きが取れなくなる。この状態で、マイナスのことを徹底的に考えあぐねた結果、それを実際にやってしまうという自滅的行動をとってしまう。すでに自信がなくなっているのに、さらにその状態に拍車をかけてしまうのだ。まず、負のスパイラスに入ることを予防しなければならない。そのためには、自分自身の内なる声をしっかり聴いて判断し、思考（解釈）をポジティブなものに変える必要がある。セルフトークをポジティブなものにするためにはどうしたらよいだろうか？

2.11.2.2 ネガティブ・セルフトークをポジィティブ・セルフトークに変える方法

ネガティブ・セルフトークの例 ① ··

「ああ、嫌だ。今の外科病棟実習、早く終わんないかな。でもまだ始まったばかりだからダメか。忙しい病棟だからかもしれないけど、みんなの動きが早くって、あの雰囲気についていけない。でも、同じグループの中田さんと清水さんはさっささっさと動いているように見える。学校の授業では彼女たちよりも私のほうがよくできると思うのに、どうしてなんだろう。自信なくしちゃうな」

> まだ始まったばかりの外科病棟実習で、すでに100％ネガティブな看護学生。このセルフトークは聞いているだけで、気持ちがどんどん落ち込んでいく。

ポジティブ・セルフトークにしたら

「外科病棟の実習が始まった。忙しくて動きの速い病棟だけど、手術の準備だったり、退院指導だったりと、いろいろやることは多い。その分、わたしたちも術前術後や退院の計画とケアなど、貴重な実習がたくさんできる。同じグループの中田さんと清水さんも同じ気持ちのようだ。とても気合を入れて実習しているから。私たち3人ともが意欲があるので、この実習ではお互い刺激しあって、学習効果が何倍にもなることを期待している」

ネガティブ・セルフトークの例 ② ··

「どうして日勤の人たちは常備薬のチェックをきちっとしておいてくれなかったの。重症患者がいるから夜勤で使うかもしれないじゃない。看護助手さんにお願いして、薬局で取ってきてもらわないといけない。もう、手間がかかる。これって、本当は日勤の仕事でしょう。次の勤務の人間のことを考えて昼間は仕事をしてもらいたいわ。もし私が気づかなくって、深夜勤で急変したら、どうなっていたか考えるだけでも恐ろしい。昼間の仕事がずさんすぎる。明日、この犯人を追及しなきゃ。また同じことをやられたら困る」

> 病棟常備薬が不足しているのに気づいた準夜勤のスタッフナース。気がついた時点で不足分をそろえるために動いているものの、日勤の落ちこぼしをずっとネガティブに考えている。自分への負担、深夜の時間帯での急変の可能性、あたかも日勤の仕事全部がずさんだと言わんばかりの一般化しての批判、そして予防のための犯人探しを考えるなど、徐々にエスカレートしている。
>
> 確かに、常備薬などは日勤で整備されていることが前提なので、夜勤で不足して何かあればどうしようと思うのは当然だ。ただ、気がついた時点で対応できている。その時点で、不備だったときに想定されるマイナスの可能性は消失している。だから、このセルフトークは現実的ではなく、頭の中の自分勝手なネガティブ・ストーリーだ。考えなければならないのは、マイナスの可能性ではなく対策である。次の日に、病棟の改善問題として話し合いを提案して対策を講じればいいのだ。
>
> 常備薬の不備を見つけて機敏に対応できたことはお手柄なのに、自分の成果も評価していない。この例のように考えていると、その日の日勤者だけでなく、スタッフ全員

を信じられず、嫌悪感を募らせていく。

　ネガティブなセルフトークは、周りの環境に有害だ。マイナス思考を周囲に振りまくからである。周りの人間に対し批判的で冷酷、叱責をしたりし、自分対しても不満なのだ。後ろばかりを見て、現実的なアクションがとれない。

ポジティブ・セルフトークにしたら

　「日勤のスタッフは常備薬のチェックを落としたみたい。忙しかったんだ。今日は入院が 3 人もあったから。夜間に使う可能性があるので、看護助手さんには今から申し訳ないけど、薬局に取りに行ってもらうことにする。今、気づいてよかった。あと、30 分で看護助手さんは帰ってしまう。これで夜間は何があっても、安心だ。でも、常備薬のチェックは日勤で確実にやってもらう必要がある。明日、朝のミーティングで、確実にチェックができる体制の必要性を提案し、話し合ってすぐに対策を講じることにしよう」

　このように、ポジティブであれば、問題を正面から取り上げ、自分たちの力を評価して、現実的な解決策を立てて 1 つずつ解決していく。正当な状況分析、詳細な計画は必要だが、ポジティブであれば、着実に前向きに対応できる。
　ネガティブなストーリーが頭の中に浮かんだら、そこで<u>ストップ</u>。ポジティブな思考に変えていくことが、建設的な関係作りに不可欠なのだ。

2.11.3 リラクゼーションの必要性

　これまで見てきたように、コミュニケーションには集中力が必要である。自分の心身の健康と安定を保つように注意をしていなければ、やってはいけない。加えて、ナースは常にストレスにさらされている。患者が重症化し、治療は高度化する。厳しい労働環境の中で、身体的にも精神的にも疲労が蓄積する。加えて、看護の職場は患者や家族だけでなく、多職種の人々が出入りする場所なので、看護職間だけでなく多職種者間の対人関係が関わり、大きなストレスになっていく。

生産性を高め、自分のエネルギーの枯渇を防止する方法の1つとしてリラクゼーションは有効な手立てになる。リラクゼーションには、いろいろな方法があるので、具体的にはその種の本を見ていただきたいが、ここでは1つ、瞑想の方法を紹介する。

[コラム]

■ 瞑想の方法

❶ 1日15〜30分の時間をとる

❷ 静かな場所で行う（電話は留守電にして出ない。家族など、周りの人に終わるまで邪魔をしないように伝える）

❸ あぐらをかいて、手は手のひらを上にして両膝の上。肩の力、身体の力をぬく

❹ ゆっくりとした呼吸に集中する
腹式呼吸で息を鼻から吸って口から吐く。(嫌なことや心配などネガティブな思考や緊張も含め、雑念を全て一緒に吐き出す)。今度は、ゆっくりと息を吸い（新鮮な空気をたっぷり吸い込む）、ゆっくり息を吐き出す。自分が呼吸していることに集中する。呼吸だけでも気持ちが落ち着く。

❺ 10分間の瞑想をする
ゆっくりとした呼吸を続け呼吸に集中する。外の音や雑念をすべて払って、気持ちを内側へ集中させる。

❻ 瞑想を終了させる
ゆっくりと目を開けて、時間をかけながらリラックスして、瞑想を終了させる

　直近に緊張状態が予想されるときは、ゆっくりとした腹式呼吸をする。副交感神経を刺激して交感神経の緊張を緩和させるからである。深い呼吸で酸素がたくさん大脳に行くので、問題解決の速度を速めることができる。

2.11.4 エネルギー再生のためのセルフケア

ストレス状況に対応できるように、エネルギーの再生を継続していくには、自分の生活の中で楽しみを見つけ、精神を充実させていかなければならない。家族や友人など、自分をサポートしてくれる人たちを持ち、その関係を大切にし、一緒の時間を過ごすことを楽しむことは、とても重要だ。もちろん、ウォーキングなど軽い運動から好きなスポーツまで、自分に適した方法で、身体を動かすことも必要である。それ以外に、音楽を聞いたり、絵を描くなど表現活動をする、ジャーナル（日常、仕事も含めて気づいたことを書く日記）を記す、自分のエネルギーを高めインスピレーションを与える本を読む、また何もしない時間を作るなど、自分にあった方法を選ぶ。

看護をしたくてナースになっても、ただ仕事だけをしているだけでは、やがてエネルギーを枯らしてしまうことになる。ナースが仕事とプライベートライフのバランスをとる時間を自分の中に作ることが、しっかりしたケアを継続できる秘訣なのだ。

2.11.5 ジョイブックとジョイボックスをつくってみたら

95 最近では、この目的のために、携帯電話の保護メール機能が使われている。家族や友人など、気持ちの支えになるメールを消去しないように処置して、折に触れ、そのメールを開いて、自分を元気づけるというやり方だ

ジョイブックは、落ち込んだときに見ると元気が出るノートのことで、生活で起こった楽しいことを書きとめたものである。ジョイボックスは、やる気が出るメモや切抜き、家族や友人、患者などからもらったサンキュー・カード、小さなおもちゃなど、自分の気持ちを引き上げられるものを入れてある箱のことだ。気分がめいったとき開ける。あなたが親だったら、子どもが作ってくれた折り紙や絵などを入れていてもいいだろう。患者やその家族、職場の仲間、友人、自分の家族などからもらった一言メッセージのカードにホッとした気持ちを感じたことはあるだろう。そのようなカードを捨てたり、どこかにやってしまうのではなく、ジョイボックスに入れておく。それらは、自分が人との心のつながり合いを経験した証拠なのだ。時間が経った後も、必ず、自分を励ましてくれるものになる (Riley 著, 渡部訳, 2007)。

参考文献

1) Arnold,E.C, Boggs, K.U.：Interpersonal Relationships Professional Communication Skills for Nurses,Fifth Edition, Sr.Louis, Missouri：Saunders,2007.

2) Brown, P.,Levinson, S. C.：Politeness Some universals in language usage,Albany.,NY：State University of New York.,1987.

3) Carnegie, D.：How to Win Friends and Influence People, 邦訳：人を動かす, 山口博訳, 創元社 ,1981.

4) Goffman, E.：The Presentation of Self in Everyday Life,Doubleday & Company Inc. ,1959. 邦訳：ゴッフマンの社会学 1 行為と演技—日常生活における自己呈示, 石黒毅訳, 誠信書房 ,1974.

5) Em Griffin：A First Look at Communication Theory, Seventh Edition, New York：McGraw-Hill.,2009.

6) Fairclough, N.：Critical Discourse Analysis the Critical Study of Language,London：Longman Group Limited, 1995.

7) Fairclough, N.：Language and Power, Second Edition, London：Pearson Education,2001. 邦訳：言語とパワー, 貫井孝典監訳, 大阪教育図書株式会社 ,2008.

8) Hargie,O.& Dickson, D.：Skilled Interpersonal Communication Research;Theory and Practice,Fifth Edition, NY：Routledge,2004.

9) Mey, J. L.：Pragmatics;An Introduction, Oxford: Blackwell, 1993（2nd ed. 2001）. 邦訳：ことばは世界とどうかかわるか —— 語用論入門、澤田治美・高司正夫訳、ひつじ書房、1996.

10) Patterson, K., Grenny, J., McMillan, R., Switzler, A.：Crucial Conversations Tools for Talking when Stakes are High,N.J.：McGraw-Hill,2002.

11) Patterson, K., Grenny, J., McMillan, R., Switzler, A.：Crucial Confrontation Tools for Resolving Broken Promises, Violated Expectation, and Bad Behavior,N.J.：McGraw-Hill,2005.

12) Riley, J. B.：Communication in Nursing, Fifth Edition, St. Louis, Missouri：Mosby. 2004. 邦訳：看護のコミュニケーション原著第 5 版, 渡部富栄訳, エルゼビア・ジャパン ,2007.

13) Watzlawick, P., Bavelas, J. B., Jackson, D. D.：Pragmatics of Human Communication;A Study of Interactional Patterns, Pathologies, and Paradoxes, W.W.Norton & Company, Inc. 1967. 邦訳:人間コミュニケーションの語用論—相互作用パターン、病理とパラドックスの研究, 山本和郎監訳, 二瓶社 ,1998.

14) Thomas, J.：Meaning in Interaction;An Introduction to Pragmatics,London：Longman Group Limited.,1995. 邦訳：語用論入門—話し手と聞き手の相互交渉が生み出す意味, 浅羽亮一監修, 研究社出版 ,1998.

15) Ting-Toomy, S.,ed.：The Challenge of Face Work, Cross-Cultural and Interpersonal Issues,Albany, NY：State University of New York Press,1994.

16) 相田みつを：新版 にんげんだもの, 角川書店 ,2000.

17) キングスレイ・ウォード：ビジネスマンの父より息子への 30 通の手紙, 城山三郎訳, 新潮社 ,1987.

18) ゲーテ：ファウスト, 相良守峯訳, 岩波文庫 ,1958.

19) 柴田トヨ：くじけないで, 白寿の処女詩集, p60-61, 飛鳥新社 ,2010.

20) すずらんの会編：電池が切れるまで—子ども病院からのメッセージ、角川書店 ,2002.

21) 外山滋比古：子育ては言葉の教育から—幼児教育で忘れてはならない 39 章 ,PHP 文庫 ,1993.

22) 滝浦真人：ポライトネス入門 Politeness, 研究社 ,2008.

23) チェスターフィールド:わが息子よ、君はどう生きるか─父親が息子に贈る人生最大の教訓 , 竹内均訳 , 三笠書房 ,1988.

24) ラビ・マービン・トケイヤー編著：ユダヤ5000年の教え─世界の富を動かすユダヤ人の原点を格言で学ぶ , 加瀬英明訳 , 実業之日本社 ,2004.

25) 森山進：人生を豊かにする英語の名言 , 研究社 , 2003.

26) アンソニー・ロビンズ：一瞬で自分を変える方法 , 本田健訳 , 三笠書房 , 1996.

27) アンソニー・ロビンズ：人生を変えた贈り物 , 河本隆行監訳 , 成甲書房 , 2009.

第 3 章

治療的コミュニケーション

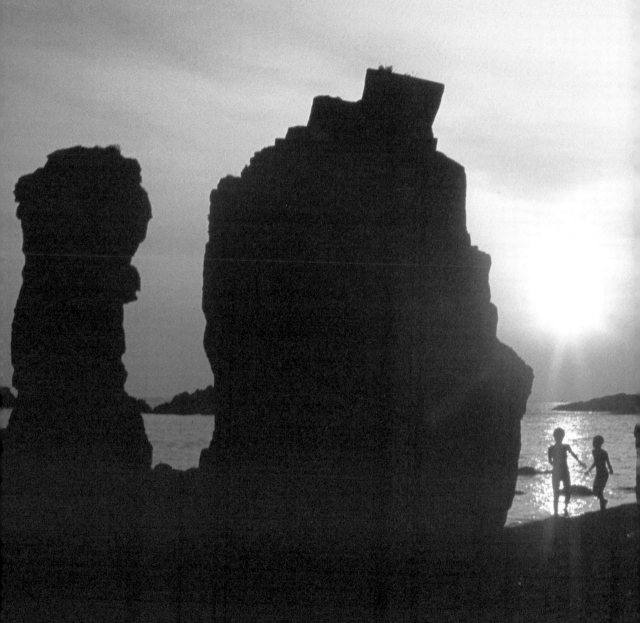

Words of Wisdom 19

熱意は伝染する

——英国のことわざ

Preview プレビュー

　治療的コミュニケーション（Therapeutic Communication）という言葉を作ったのは、精神科医ジャーゲン・ロイシュ（Jurgen Ruesch）[96]（1961）だといわれている（Arnold, et al., 2007）。コミュニケーションによって患者に治療への参加を動機付け、治療効果を上げるためのもので、治療者は自分の身体（頭、口、耳、手）を使い、言語とそれに一致した非言語的要素を組合わせて患者に提示していく。そして、患者の反応を言語および非言語の側面から観察し、次の行動を考える。このメッセージのやり取りを通じて、患者と治療者が共同で問題解決を進める関係を深め、患者の健康および福祉の増進を図っていくのだ。

　治療的コミュニケーションには、大きく、4つの目的がある。

1：患者に疾病とコーピング[97]について学ばせる
2：自信を持たせて、自己の回復力を促し、病気に耐えていける
　　ようにする
3：いつもそばに居るからと安心をさせて、苦痛を軽減させる
4：死にゆく人を安楽にする

　治療的コミュニケーションは、心理療法の基礎として実践されてきたが、看護場面でも取り入れるようになった。共感やケアリングなど、治療的関係を支える要素は看護において大きなウェイトを占めている。

　この章は、ナースが、治療的コミュニケーションを現場で実践するのに必要なことを学べる内容になっている。まず、ナースが患者と共同で作っていく治療的関係について説明する。これが治療的コミュニケーションのベースになる。その後、事例を交えながら具体的なスキルについて述べる。

96 Jurgen Ruesch：カリフォルニア大学精神医学教授。コミュニケーション・エンジニアリングを人間行動に適用した。
著書：Gregory Batesonと共著のCommunication（1951），Therapeutic Communication（1961）

97 コーピング（coping）：平たく言えば、対処方法（行動）のこと

　夏休みが終わって 10 日ぶりの勤務だ。仕事の前に休み中の様子を把握しておこうと、今朝は早めに出勤した。朝の申し送りの 40 分前に病棟に入る。深夜勤務のナース 2 人は、引継ぎ前の処置と記録に追われていた。そのような朝の喧騒の中、重症患者のカルテをめくり始める。そこへナースコールがなった。ナースステーションには、誰もいない。コールの声は 「お願いします」と逼迫している様子。患者の家族の声のようだ。「はい」と答えながら病室を確認した。10 日前にはなかった名前だ。「新患か。状態を知らずに病室に行きたくないな。深夜のナースはどこに行ったのだろう。せっかく、早く出てきたのに、まだ何も見てないじゃないか」と一瞬、思った。家族の声は続く。高い声だ。「早く来てください。大変なんです」。とりあえず、急いで病室に向かう。部屋に入って、「どうしました ?」と尋ねた。患者を見ると、嘔吐の真っ最中。痛みも強く、肩で息をしている。家族は、「どうしました、なんて聞き方ないでしょう。一晩中、苦しんでいるのに。どうなっているかってカルテに書いてあるでしょ !!」

> ナースには、状況が全く分からない状態で患者と接しなければならないことは多々ある。典型は救急外来や災害時などだ。その場合は、状況を把握しながら行動して対応していくことが求められる。しかし、同じような状況は、入院患者を扱う通常の病棟でも起こ得る。このナースは病室に入って「どうしました?」と声をかけてしまった。いつも、このように患者には声をかけていたのかもしれない。家族は怒った。患者の苦しみ、家族の見ていられない気持ちへの配慮のない言葉だと非難している。読者は、「休み明けだから仕方がないじゃない。状況は分からないのに」と思うだろうか?さて、この状況を挽回しよう。このあと、あなただったらどうするか?

3.1 治療的関係作り

98 Carl Ransom Rogers (1902-1987)。アメリカの臨床心理学者。20世紀で最も影響力の大きかった心理療法家といわれている。共感の重要性を強調した。ワトソンに影響を与えた。

Words of Wisdom 20

自分を素直に出せるなら、今のままの自分で十分です
——カール・ロジャーズ[98]

　ナースと患者は、**患者に利益をもたらす援助関係**を築いていく。「患者に利益をもたらす」というところが、他の一般的な関係と異なる。患者とナースは共同して問題を解決し、やがて患者は自立を取り戻していく。その実現を促す関係を治療的関係と呼ぶ。

　ナースと患者との関係作りを促進するものには、ケアリングと敬意、信頼感、共感がある。反対に、患者側に不安、不公平や差別、必要な空間への侵害といった感情があると、関係作りが抑制される。このセクションでは、患者とナースの関係作りの促進および抑制因子の中から、敬意と信頼感、ケアリング、共感の与え方、不安、必要な空間、ナースの偏見について説明する。内容の中には、第2章の「対人コミュニケーションのスキル」で説明したことが若干、繰り返されるが、このセクションは、あくまでも治療的関係作りの文脈での考察になる。

！ 学習のポイント

1：ナースと患者の治療的関係を理解する
2：治療的関係を促進する要素を考察する
3：治療的関係を抑制する要素を認識する
4：ぬくもり、ケアリング、共感を理解して示すことができる
5：治療的関係を結んでいける

キーワード

治療的関係、ぬくもり、ケアリング、敬意、信頼感、共感、必要な空間、偏見

3.1.1 敬意（尊重）

3.1.1.1 敬意とは、その気持ちを行動に移して表現すること

敬意とは相手の思考や感情、また経験を受け入れることを伝えることだ。患者は敬意を受けることで「自分は大切にされ、価値がある」と思うようになる。これが治療的関係で効果を表す。「敬意を払う」場合に重要なことは、**相手を尊重する気持ちを行動に移すことだ**。気持ちはあっても、行動に移さなければ敬意は表現できない。

敬意を表す具体的行動は、いずれも対人コミュニケーションの基本スキルだ。患者や家族に対して、ナースは必ず名札をつけて自分の名前と役職を明らかにする。必要なものはないかと尋ね、どのような援助ができるか、また守秘義務のおよぶ範囲を説明し、これから起こることについて全般的な見通しを与える。患者とすでに何回か面談をしている場合、ケアや保健指導を終了させるときは、唐突に終わるのではなく、事前に予定を患者に伝えておく。このような基本的なことを丁寧に行うことが、敬意を払うことにつながる。詳しい手順は、第2章「信頼関係を作る」の初対面や説明時の行動手順、説明を終了させる手順（p.28-29）を参照いただきたい。

3.1.1.2 敬意の反対は無関心あるいは無視

敬意の反対は、憎しみやあざけりではなく、無関心あるいは無視だ。相手からあたかも存在しないような振る舞いをされるほど人を傷つけるものはない。医療者がケアを受ける患者や家族に対して、関心を持って接しそれを表現することが敬意なのである。

3.1.2 信頼

3.1.2.1 ナースを信頼すると患者は問題解決に集中する

信頼はすべての対人関係の基本だが、治療的関係ではさらに、それが重要になる。患者はナースを信頼するから、正確で内容の濃い情報を提供してくれる。信頼関係は、純粋に誠実に接していく中で築かれるのだ。

ナースの話に一貫性や整合性がなかったり、約束を破ったり（忘れたり）すると「あの人にものを言ってもだめだ」と患者や家族は思う。患者がナースの信頼性に疑いを持つとき、本来、問題解決に向かうべき患者のエネルギーが、ナースの信頼性をアセスメントすることに向けられ、アウトカムが低下してしまう。しかし、ナースのスキルや約束、ケアリングが信頼できると、患者は自分の健康問題の解決に集中できる。その結果、患者のアウトカムは、向上する。

患者がナースの信頼性をテストしようとするときがある。例えば、必要もないのにナースに使いを依頼したり、重要でない話を長々としたりなどだ。その態度が明らかにナースを試していると考えられる場合は、患者に対して、ナースと患者の役割が異なることをはっきりと説明して納得してもらうようにする。その方が信頼を得やすいと思われる。

ナースが患者の言語および非言語情報を確認するように、患者もナースの様子をよく観察している。以下は、患者との信頼関係を築くために使える技術である。

3.1.2.2 信頼を促す技術

- 敬意を払う。
- 患者が持つ特徴を考慮する。
- ぬくもり※とケアリングを表現する。
- 患者を正しい呼び方で呼ぶ。
- 積極的に傾聴する。
- 質問をしたとき答えをせかさない。
- 個人情報について秘密を守る。
- 言語情報に矛盾のない非言語情報を出す。
- ぬくもりのある優しい声を出す。
- アイコンタクトを適切にする。
- スマイル
- 状況に合わせて柔軟に行動できる。
- 可能な選択肢を提供する。
- 正直で率直である。
- 完全な情報を提供する。

● 一貫性（整合性）がある。

● スケジュールを立てている。

● 約束を最後まで守る。

● 制限（限界）を明確にする。

● 混乱や動揺をコントロールする。

● 腕や足、体幹がゆったりとしていて、やや前傾姿勢で注意を向けている
　のが分かる。

（資料：Arnold et al., 2007）

※ ぬくもり

　ぬくもりを表現すると、相手はホッとし、自分が受け入れられたと感じる。ぬくもりで
注意しなければならないことは、ぬくもりだけでは治療的関係を作ったり進めたりするこ
とはできないことだ。ぬくもりは、促進的コミュニケーション行動[99]である「相手への敬
意」、「誠実さ」、「共感」と一緒になって、お互いに強化し合う働きをする。だから、ぬ
くもりは人間同士を結びつける磁石や接着剤であり、人間関係の触媒だといわれている
（Riley 著 , 渡部訳 , 2007）。

　ぬくもりを表すには、距離を縮める、微笑み、頭の高さは相手と同じで直接的なアイコ
ンタクト、身体はゆったりと広げた形、手足はリラックスして自然な位置に置き、そわそ
わ動かさない、愛情のこもった柔らかな声の調子や高低など、非言語メッセージを工夫し、
優しい言葉を選んでいく。

99　促進的コミュニ
ケーション行動：相
手への敬意、誠実
さ、共感

演習

1. 3 人 1 組で、1 人がナース、1 人が患者で、ナースが病歴を
とる。残りの 1 人は、ナースが使った信頼を促す技術を記録
する。1 回 5 分、役割を交替して全員が全ての役を経験する。
そのあと、結果を発表する。

2. 前回、受け持った患者と信頼関係はあったか？なぜそう思うの
か？実際に使った信頼を促す技術はどれか？その他に、何か、
使うことができた技術はあったか？

3.1.3 ケアリングを表現して伝える

Words of Wisdom 21

おいで

                        ふくろうげんぞう

さびしくなったら おいで
わたしの みみが
はなしあいてに なろう

—— 工藤直子『のはらうたI』より

3.1.3.1 ケアリングは具体的な気遣いの表現

ケア／ケアリングは看護の本質だ。ケアリング[100]とは、相手に対する気遣いや配慮をする態度や行為のことである。でも、頭の中で思っているだけではだめである。重要なことは、相手に伝わらない限りはケアリングにはならないことだ。世話という行為はケアの一部でしかない。患者や家族への気遣いが伝わる言語および非言語的な表現が加味されてナースのケアになる。

100 ケアリング (caring)：相手に対する気遣いや配慮を表す態度や行為。看護の本質

3.1.3.2 医療処置でケアリングの脱落は、患者を無視していることになる

ケアリングを表現した態度や行為をしっかり伝えていくことが、看護のコミュニケーションの不可欠な部分だ。ケアリングの表現が脱落することは配慮の表現が脱落するわけなので、いくら配慮していても、実際の状況は患者や家族を無視していることになる。侵襲的か否かに関わらず、不慣れな場で、無視されたまま医療処置が進む患者のことを想像してみてほしい。このような体験では、コミュニケーションのベースの信頼関係すら築けはしない。

ケアリングという相手への配慮の表現があって初めてナースのケアになるということは、ナースには、自分の感情や態度、価値観、スキルを見つめて、ケアリングが効果的に伝えられているかを確認する倫理的な責任があることになる。

処置を進める中でケアリングを伝えることは、患者や家族へのコミュニケーションの第1歩なのだ。

3.1.3.3 ケアリングの伝達

では、具体的に、ケアリングはどのように表現し伝達すればよいのだろうか？微笑み、ぬくもりのあるタッチ、優しい言葉遣い、相手への興味や関心、心配の表現、相手を理解して適切に投げ返す言葉、そして相手を気遣いながらそばにいて沈黙することもケアリングになる。沈黙には注意が必要だ。何もしないと非人間的な冷たい沈黙になってしまうからである。**沈黙するときには、ケアリングの表現に十分注意を払うことが極めて重要だ。**

本書では各セクションの目的に合った事例を載せているが、その事例を用いると、ケアリングの自己訓練ができる。「自分だったら、この場合、ケアリング表現をどのように工夫するだろうか」と考えながら、読み進めてほしい。

演習

下記は、ナースが患者や家族と出会ったときの対応手順だ。これを使ってケアリングの表現を訓練しよう。クラスでロールプレイをする。クラスメート3人1組でナース、患者、家族の役を演じる。次の手順に合うように、グループでストーリーを考え、役を演じてほしい。1から4はナースと患者が初対面のとき、2回目以降の対応の場合は2から始める。ナースは患者の立場に立って、相手への配慮や関心、微笑や、ぬくもり、優しい言葉や態度を示して、ケアリングを伝達する。終わった後で、どのように感じたか、工夫点はないかを話し合う。

1. 患者に最初に会ったとき
   ・自己紹介をする（看護師の〇〇です）。
   ・患者の名前を確認し、正しい呼び方で呼びかける。
   ・ケアすることを伝える（本日、△△の処置を担当します）、
2. 患者の状況を確認する。患者の心配や考え方を受けとめ、関心を示す。患者は病院という慣れない環境にあることを認識する。

3. 患者のニーズに応える
　　・患者の優先事項は何か？
　　・医療に何を期待しているのか？
4. 患者と共同で問題解決を進める。一緒に経験することで、患者に自分の強みを自覚させ、自信をつけさせる。
　　・患者の話をよく聴き、症状など状態についてどのように考えているかを確認し、セルフケアの障害になっている問題点を話し合う。
　　・まずは、ケアの計画について患者の意見を聴きながら、いくつか選択肢を出して、患者に選ばせる。
　　・自分で責任を持ってケアを選択していけるように支援する。

3.1.4　共感の与え方

3.1.4.1　共感の歴史

共感[101]は、患者の立場に自分を置いて考え、患者の感情に配慮と理解ができたことを伝えられる能力のことだ。治療的関係の全ての段階の中心要素になる。

共感は、1887 年にドイツの心理学者 / 哲学者であったテオドール・リップス（Theodor Lipps）が最初に使った言葉で、「自分を失うことなく他者の経験を理解すること」と説明されている（Arnold et.al., 2007）。看護においては、ペプロウ、ワトソン、トラベルビーなどの理論家が共感の重要性について述べている（Tomey ら，都留監訳，2004）。共感の定義については、主に、アメリカの心理学者のカール・ロジャーズの提唱したカウンセリングの理念に基づき説明されてきた。治療者は、人間の自然治癒力を信じ、患者に批判的な判断をせず、しかも自分を失うことなく、ニュートラルな立場を維持し、患者の目で、耳で、感情で物事を理解する。そして、尊重・理解されたことを自覚した患者は、自己変容の力を発揮して成長するという考えだ。「患者」ではなく「クライエント」という言葉を使い始めたのもカール・ロジャーズだった。カール・ロジャーズは、人間の強みを生かして自然治癒力を引き出して自立を促すことが重要であ

101　共感（empathy）：相手の立場に自分を置いて考え、相手の感情に配慮と理解ができたことを伝えられる能力。治療的関係の中心要素

ると主張する。カール・ロジャーズはワトソンに影響を与えた。

3.1.4.2 共感を受けていることを患者が意識できるようにする

共感を、自然の共感（natural empathy）と臨床的共感（clinical empathy）[102] の2つに区別して考える。自然の共感は人の立場に立って感情を理解する内なる能力のことで、人間に普遍的に求められる基本的資質である。このセクションで説明する共感のスキルは、そのような一般的な共感ではなく、看護職が用いる臨床的共感だ。これはあくまでも、**治療的な介入の実現のために、道具的、あるいはスキルとして意図／目標に基づいて使うものである**。この文脈で重要なことは、**ナースが患者との援助関係を促す目的を持って共感を使うことと、患者がナースから共感を受けていることを意識できるようにすることだ**（Riley 著, 渡部訳, 2007）。

共感の道具的使用が有効であることは、心理療法や看護などの保健医療とは対極にある、企業の販売や営業の活動でも確認できる。まず、相手の感情に訴えてから、論理的な説明に移ることが、自分の目的の方向にその人の気持ちを動かす定石だとされている。最初の感情に訴える部分で、相手への共感が強調されているのだ。

3.1.4.3 存在するとは共感していること

看護では、個別な意味で、共感が重要である。看護には「常に患者と存在する」という特性があるからだ。共感を抜きにして他者と一緒に存在はできない。他者とともに存在するとき、ナースは、その人の怒りや恐怖、不安について、自分が影響を受けずに、その深さを認識できている。それが可能になるのは、ナースが患者に共感しているからだ。

3.1.4.4 バリデーションのスキルが重要

共感に必要なスキルは以下に説明されているが、中でも、積極的傾聴が非常に大切である。積極的傾聴で**はずせない**のが、バリデーションのスキルだ。バリデーションとは、正確かどうかを確認することで、ナースが理解や感じたこ

102　自然の共感（natural empathy）：人間に普遍的に求められる基本的資質であり、人の立場に立って感情を理解する内なる能力のこと
臨床的共感（clinical empathy）：治療的介入という意図／目的のために、道具的あるいはスキルとして用いる共感のこと

とを患者に投げ返して行う（Arnold et.al, 2007）。

　バリデーションの効果は正確かどうかの確認に留まらない。例えば、「私は、○○さん（相手（患者）の名前）がこの状態に我慢できないと感じていると思うのだけど、そうですか？」とナースは、自分が感じたことを問いかけることで、例えそれが正確でなくても、患者にとっては、「自分の事を聴いていてくれている」と思えるようになる。この感情が、治療的な関係作りの前進に不可欠なのだ。

3.1.4.5 共感を促す方法

❶ 患者の懸念を積極的に傾聴する

❷ 声の調子や、表情および身体の動きなどの非言語的要素を見る。言葉では隠せる場合も、非言語で本当の感情や考え方を表現していることがある

❸ 患者の問題について、ナース個人の中に、固定した決め付けや稚拙な理解、偏見がないかを確認し、あればそれを頭の中から取り除く

❹ 患者の言ったことにすぐに「それはこうだ」と反応するのではなく、ナースの受け止め方が正しいかをバリデーションする

❺ ナースの頭の中で患者の置かれた状況を絵に描いて理解し、欠けている部分の情報を得られるような質問をする

❻ 即答したり、直ちに次の質問をする前に、少し時間をとって患者の言ったことを考える

❼ 患者が使う同じレベルの言葉を使い、同じレベルの熱意を表現する。専門用語を使わないのはもちろんであるが、患者の表現に注意し、意味していることをナースは自分の言葉で、しかも患者が理解できるような表現にする

❽ 誠実に応答する。うそはつかない

（Arnold et.al., p98, 2007）

3.1.4.6 共感は相手の感情を同一視することではない

　1つ、間違ってはいけないことは、共感は、相手の感情の同一視とは全く違うことだ。同一視では客観性は失われてしまい、患者が自分で健康を取り戻

す方向への支援はできない。ナースは、まず、患者の気持ちは患者のもので、自分の気持ちではないことを認識する。その上で、患者の感情の意味を理解したことを、言語的に、そして言語表現と一致する非言語的要素を添えてメッセージを送り、それが正確かどうかを、患者にバリデーションするのだ。

3.1.4.7 共感を示したナースの応答

ここで、ナースの応答を4つの共感レベルに分けて説明する。共感により、徐々に深くメッセージが掘り下げられていく。

レベル 1 ....

・**患者のメッセージに気づかない**（積極的な傾聴も理解もない）

　　患者（心配そうに）：大便のときに血がでるのですが

　　ナース（急いでいるようで、患者の方を見ずに）：以前に痔はありましたか？

> 患者への関心が全く示されておらず、患者の言っていることに積極的な傾聴も理解もなく、表面的に応答しているだけだ。

レベル 2 ....

・**患者のメッセージを表面的に気づく**（深い感情は理解できてはいないレベル）

　　患者（心配そうに）：大便のときに血が出るのですが？

　　ナース：検査をして調べますから、心配しなくて大丈夫ですよ。

> 患者の心配には気づいているが表面上の反応だ。患者は気分を害するかもしれない。

レベル 3 ....

・**患者のメッセージは理解できたが、深い部分で応えられていない**

　　患者（心配そうに）：大便のとき血が出るのですが？

　　ナース（心配そうに、アイコンタクトを保って、やや患者の方に前傾姿勢で）：

検査を予定していますが、何か、ご心配なことがあるようですね。お話くだ
さいませんか？

患者（震えている）：カメラの検査をすればいろいろ分かるんですよね？

ナース（アイコンタクトをはずす）：大丈夫ですよ。それは、これから、担当
者が説明します。

> 最初のナースの応答はいいが、2回目では、患者が震えるほど不安な状態を気に
> 留めていない。その結果、さらに掘り下げた投げかけがなされていない。

レベル ４

・メッセージと感情の理解はできているが、まだ十分でない。正確なアセス
メントにはさらに情報が必要である

患者：大便のときに血が出るのですが？

ナース：検査を予定していますが、何かご心配なことがあるようですね。お
話くださいませんか？

患者：カメラの検査をすればいろいろ分かるんですよね？

ナース：検査結果で何か、ご心配になってることがあるのですか？

患者：ポリープだったらその場で切るといわれたのですが…

ナース：ポリープがあったらその場で手術することになるかもしれないと、
心配されているのですか？

> ナースは共感を示しながら情報収集を進めている

レベル ５

・患者の隠れたメッセージと意味を完全に治療的に理解できているレベル
（レベル４から続けて）

患者：ポリープだといいのですが…

ナース：検査の結果で何か悪いものだったらと心配なさっているのですか？

患者：父が大腸がんで亡くなったんです。

ナース：検査で、お父さんのようにがんが分かったらどうしようかと不安なん

ですね。

「ポリープだといいのですが」というクライントの言葉から、ナースは推論して、「何か悪いものだったらと心配なさっているのですか」という焦点を絞った形の質問をしている。その結果、患者の反応をぐっと進め、父親を大腸がんで亡くしたという、一番大きな心配を引き出すことができた。この情報を元に、ナースは患者をサポートできる。

この例のように正確な共感を適切に使うことで、精度の高い情報収集ができ、指導や精神的なサポートも的を射たものになる。

3.1.4.8 共感を使わないときもある

ただ、この有効性が当てはまらない場面があることも認識する必要がある。先に、臨床的共感は、ナースの意図を持った道具的な行動であると説明した。だから、共感を使う前に患者との治療的関係を進めるべき場面かどうかの判断は必要である。そうでない場面も臨床では起こるからだ。

患者や家族の側からのナースとの信頼関係を破る行為、約束や規則を守らない、その結果、他者の利害が著しく損なわれ、それを見過ごすことができないとき、場合によっては、治療的関係ではなく、対決をして一気に解決を図る必要性が出てくるかもしれない。そのとき、一旦、治療的な共感は後退させて、アサーティブな態度での対峙が必要だ。その場合の対応は、第5章「コンフリクト・アプローチ」で説明する。

3.1.4.9 共感を与える場合の阻害要因を取り除く

時間がない、プライバシーへの配慮ができない、他のスタッフからの支援がないなど、共感を与える場合の阻害要因が、現場にはたくさんある。その結果、十分な情報収集ができず、中途半端な情報に基づいて、患者に教育したり、的外れな精神的サポートを提供してしまい、患者のアウトカムにマイナスの影響を与えることになる。そのような阻害要因を取り除く努力が必要だ。

・周りの人の自己開示に対して共感的に投げ返してみよう。相手の反応はどうだったか？難しかったところはどこか？このような日常の自己訓練が幅広い共感の力につながる。うまくいかない場合、共感を阻害する要因を調べ、取り除く方法を考える。

3.1.5　不安の軽減

3.1.5.1　不安は治療的関係の大きな障害

　不安とは、悪いことが起こるかもしれないという漠然とした打ち消すことのできない感情で、どの人間にも生じる。そうした不安の表現は、不安感情を軽減しようとする身体の変化や行動に現れる。この身体や行動の変化は、不安の発見の重要な手がかりになる。本人が不安の存在を自覚していないことがあるからだ。不安はコミュニケーションの心理的ノイズではあるが、治療的関係を形成しようとする場合には大きな障害になる。だから、不安原因（不安因子）を特定し、それを軽減させることがきわめて重要になる。

表4 不安の程度と知覚、認知、コーピング活動

不安の程度	感覚知覚	認知／コーピング能力	行動
軽度	警戒レベルが高まる、聴力、視力、嗅覚、触覚が鋭くなる	学習や問題解決活動を活発にする、反応力が高まる、変化の刺激に適応する、生存のための日常生活能力が向上する	歩く、歌う、食べる、飲む、軽度の落ち着きのなさ、積極的に人の話を聴く、周りへの配慮や注意をする、質問する
中等度	感覚知覚の低下があるが、指導すれば感覚領域を拡大できる	集中力の喪失、認知能力の低下、不安を生み出す要因を特定できない、指示すればコーピングをして不安を軽減し問題を解決できる、機能が障害される	筋肉の緊張、脈拍／呼吸数の増加、声の調子／高さの変化、早口になる、不完全な言語応答、細かいことにこだわる
重度	知覚が大きく減退、疼痛感覚の低下	思考の過程が限定される、指針があっても問題解決できない、援助がなければストレスへの対処ができない、精神状態が混乱する、機能が制限される	目標がない、目的のない行動、脈や呼吸が速くなる、血圧上昇、過換気、不適切あるいは整合性のない言語反応
パニック	感覚知覚への反応なし	介入しなければ認知とコーピングができない、死が差し迫っている	動かない

資料：Arnold et al., p127, 2007

　表4を見れば判るように、軽度の不安では、周囲への注意が高まり、学習活動や意思決定をし易い状況になっているので、むしろ好ましいこともある。しかし、そのような軽度の不安状態を継続させることはやはり問題だ。不安レベルが高まると知覚が減退し、言語／非言語行動に支障が出てくる。中等度から重度の不安が、患者あるいはナースのいずれかにあると治療的関係は作れなくなる。その場合、まず、不安を特定する必要がある。その上で、適切な行動戦略を選ぶ。この場合に参考になることを下記に挙げておく。重度、特にパニック状態の不安には、早急に不安軽減のための治療を図らなければならない。パニック状態が続くのに治療をうけないと、自殺したり、人に危害を与えてしまったりする危険があるからだ。

3.1.5.2 不安を軽減させるためのナースの戦略

● 積極的傾聴を行い、患者を受容したことを表現する

● 正直、誠実に対応する。患者が理解できるレベルで、すべての質問に答える

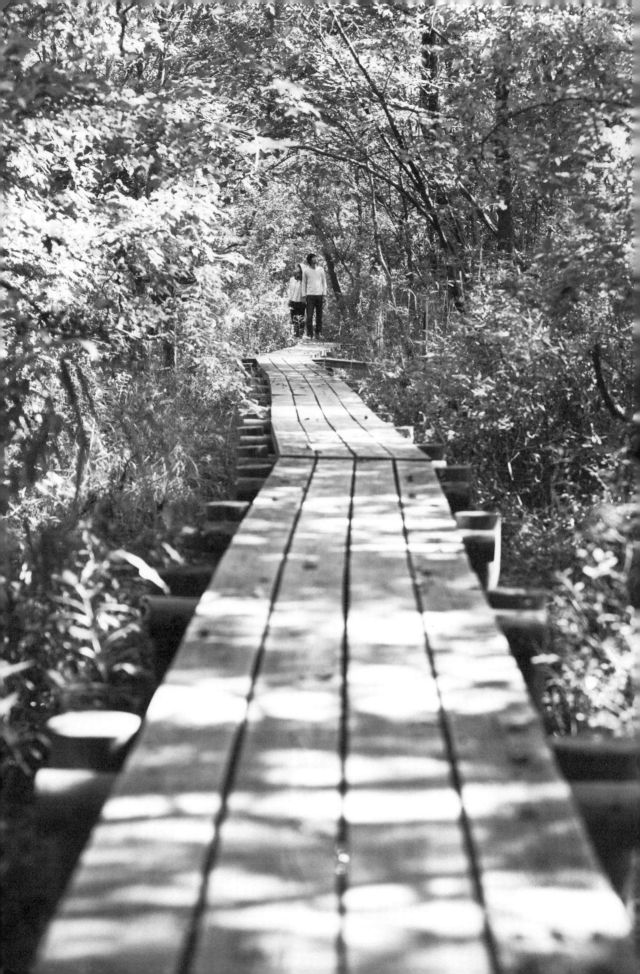

● 処置や手術、方針について分かるように説明し、データを示して必要な安心を与える

● 落ち着いた、ゆっくりとした態度で行動する

● 明瞭に、確信を持って話す（但し、大声を上げない）

● 検査結果、薬物療法、行動の制限の理由など、情報を与える

● 考え方の枠組みや適切な制限を与える

● 不安の理由を探っていくように患者を促す

● ポジティブ・セルフトーク（私はできる、私はやる）を使って、自己肯定を勧める

● 小児の場合、人形、指人形、ゲームなどプレイセラピーを使う

● タッチを使って温浴（足浴、手浴）を行う

● 運動、音楽、カードゲーム、手芸／工作、読書などレクリエーション活動を行う

● 腹式のゆったりした呼吸（鼻から吸って口から出す）やリラクゼーションを指導する

● イメージ法を指導する

● リハーサルを行う

（資料：Arnold et al., p127, 2007）

　信頼関係を作ろうと急ぐあまり、自己開示をする気持ちが十分に準備できていない患者を追い詰めて、不安に陥れてしまうことがあるので注意する必要がある。

3.1.5.3 不安による知覚減退の結果、不安を見逃すことになる

　不安はその人の知覚を減退させるために、不安があっても本人は見逃してしまうことになる。これはナースも同じで、ナースの不安が原因で、患者との関係が作れなくなってしまう。ナースは自分の不安に注意し、不安があれば緩和する必要がある。

3.1.6　治療的関係に必要な空間

3.1.6.1　必要な空間の復習

　第1章「コミュニケーションの仕組み」において、非言語メッセージに含まれるものとして対人間スペースについて説明した。要約すると、通常の面接では1から3mの社会距離、恋人とは45cmまでの密接距離、講演では3m以上の公衆距離が置かれる。初対面での距離は1m前後の個人距離（空間）になる。この基礎知識を頭に入れて、治療的関係から空間についてもう少し説明する。

　個人距離は、ほとんどの文化において、女性よりも男性の方が長い。幼児は触れたり触れられたりすることが好きなので、ナースは幼児に対して、タッチをよく使う。しかし、高齢者は自分の空間を自分で管理したいので、タッチを好まない人もいる。

3.1.6.2　臨床現場でのナースと患者間の距離

　自信のない人には空間が必要だ。自信がない場合、自分の空間に入ってくる他者とその入り方を制限しようとする。自分の真正面に立たれるのを嫌がる人が多いために、立つ場合は、その人の横に立つ。まっすぐ直視する場合は少し離れる。自分の位置を相手と同じ高さに合わせるようにする。例えば、患者が座っていれば自分も座り、立っていれば、患者と目の位置を合わせた高さで自分も立つ。そうすれば患者は脅威を感じることはないだろう。

個人的に親密な関係を求めていないことを示すために、ケアをしていないときも1mはあける。カテーテルの挿入や血管確保など（侵襲性）処置を行うとき、患者は自分で動けないために自己の空間の制御はできない。そのときに複数の医療者が処置のためにそばにいることは、患者にとってさらに空間が侵害されることになる。

個人空間が失われることは、自分のアイデンティティや自尊心の喪失につながる。入院の患者にとって病室は自分の個人空間なので、「ドアを閉めて」や「カーテンを閉じて」と言ったら、個人空間を守りたいという気持ちの表れだと解釈できる。ナースが患者の個人空間に配慮できると、患者はナースを信じ、治療的関係は促進される。

処置の実施で個人空間を侵害しなければならない場合、処置が必要な理由を患者に説明することで、影響を軽減できる。処置の最中に状況が許せば、様子を見ながらできるだけ患者と会話をするようにする。そうすることで、患者は人として尊重されていること、だから、単に生物医学的な処置の対象ではないのだと感じることができる。

3.1.6.3 ナースは空間感覚を磨く必要がある

患者に個人的空間が必要なことを代弁していくことは、看護の役割の1つである。そのために、どうしてほしいかを患者から聴き、それを医療チームのメンバーに伝えるとともに、その内容をケアプランに組み込んでいく。

ナースは、空間に関する感覚を高める必要がある。自分に必要な空間を知り、患者に対してプライバシーに配慮し、敬意を払うことに努めることで、ナースの空間感覚は磨かれる。

演習

1. このセクションにあった対人空間を基準に、自分が他者の空間を侵害していないかを確認し、自分の空間感覚のくせを把握して、必要であれば改善する。

2. これまで、自分の空間を侵害されたと感じたことがあるか？それはどのようなときだったか？

3.1.7 偏見や差別的な考え方をしない

3.1.7.1 問題は本人に問題意識がないこと

差別や偏見につながる固定したものの見方は心理的ノイズの1つになる。それは人種や文化、宗教、社会的地位だけでなく、精神疾患、性感染症、アルコール中毒などの病気に対してのものだ。こうした偏見は子どものころに芽生え、その後の生活経験の中で強化される。極端になると他者への差別になる。問題は本人にその自覚がないことだ。このように感情が深く絡まった偏見をナースが持っているとナースの知覚を歪めてしまい、治療的関係の阻害要因になる。患者をありのまま、無条件で受容するという援助関係の不可欠な部分が欠落してしまうのだ。判断や批判をしない中立の態度で接することで意味ある関係が築けるのだが、それができなくなってしまう。

3.1.7.2 コミュニケーションは自己認識の過程である

ナースは、患者全体をそのまま受容／共感できないとき、それがどこから来ているのか、よく自己分析する必要がある。自分自身が治療的関係を結ぶ際の大きなノイズにならないようにしなければならない。自分をよく知ることが必要である。コミュニケーションは自己認識の過程でもあるのだ。

> 演習
> ・自分に偏狭な部分を特定し、理由を考え、改善する努力をする

3.2 治療的コミュニケーションの スキル

Words of Wisdom 22

平凡な教師は言って聞かせる。よい教師は説明する。
優秀な教師はやってみせる。しかし最高の教師は
子どもの心に火をつける。
——ウィリアム・ウォード[103]

103 William
Arthur Ward
(1921–1994)、
アメリカの教育者、
作家。

治療的コミュニケーションの実践は、アセスメント、積極的傾聴、言語的反応の3つの段階で構成される。各段階では、具体的なスキルが使われるが、同時に、最適な成果をあげるために、患者への伝え方の中に、ケアリングやぬくもり、誠実さ、相手への敬意、共感、信頼できるアサーティブな話し方と態度を組み込んでいく。このセクションでは、ナースのアセスメントと積極的傾聴、言語的反応について、具体的に説明する。

ⓘ 学習のポイント

1：治療的コミュニケーションのスキルを学ぶ

2：アセスメントの要素（ラポール、観察、質問）を理解し実践する

3：積極的傾聴の要素を理解し実践する

4：ナースの言語的反応の特徴を理解し実践する

キーワード

アセスメント（assessment）、ラポール（rapport）、観察（observation）、積極的傾聴（active listening）、言語的反応

3.2.1 治療的コミュニケーションの実践

3.2.1.1 アセスメント（assessment）

アセスメントの段階では、ラポールの確立、観察、そして質問の3つのスキルが必要になる。

1）ラポール（rapport）の確立

ラポールの確立とは、患者が自分の情報を安心して話せて信頼できる環境を造ることだ。患者は、1人の人間として尊重され、安全に受け入れられたと思う。何か不明なことがあっても必ず自分に確認をして進めてくれると感じるので、正直に自分の内なる気持ちや考えを話してくれるようになる。例えば、簡単に自己紹介したあと、

「どうして病院に来られたのか少しお話くださいますか？今の問題やご心配についてお伺いしたことに基づいて、良い方向にお手伝いさせていただきます」

と言うと、患者は自分から話そうと思えるだろうが、ぶっきらぼうに

「どうしました？」

では、威圧感を感じて、詳しく話はできないだろう。

ラポールは関係作りの最初に確立されるが、関係が継続される中で生き続けるものだ。ラポールの確立に必要なことは以下の通りである。

☐ ラポールの確立に必要なこと

❶ 患者の話す内容に集中する。重要なポイントを中心にナースは自分の言葉でフィードバック（p75参照）を送る。

❷ キーワードや重要な問題を聴く。それを中心にコメントや質問をする。

❸ 客観性を持って患者を見る。自分の考えるやり方ではなく、患者をあるがままに見ていく。

❹ 発言するときは、**今の患者が抱える問題**について行う。

⑤ 患者に敬意を払う（性別、違い、文化など）。

⑥ 自信を持って、ケアリングを伝え、患者の強みを強調する。

2）観察（observation）

　考えていることと裏腹なことを言葉で表現することは可能だ。これまでにも述べてきたように、何か意図があったり、制約を感じて直接的に言えずに間接的な表現を使うこともある。「手術の心配は全くしていないの」といいながら、眼を合わせず落ち着かない様子の患者の場合、患者をしっかり見つめ、安心を与えるように

「もし何かご心配なことがあったら話していただけますか？」

と問いかければよいだろう。

　表情などのボディランゲージが言葉の表現と矛盾していないかは、観察の重要なポイントだ。深い部分の気持ちを表出するルートはいろいろあるが、中でも、表5にあるように表情はいろいろな感情を表す。ナースが話したり質問をしたりしながら患者の表情を確認することが必要になる。

表5　表情と感情の動き

感情	顔の動き
心配	両方の眉が下がる。心配の三角形（頬は平たく伸びて下がり気味、目はうつろ、相手の目を見ない）
怒り	口とあごは硬直、目は細めて警戒している、顔の筋肉が緊張、唇がとがっている、冷たい目で凝視、話す速度が速い
罪悪感	頭と肩は落ち、目は下を見ている、直接目を見ない、顔の筋肉は引きつれ顔面は紅潮、唇をかむ
喜び、楽しい	顔に笑み、笑い、目が生き生きしている、筋肉がリラックス、身体の動きは伸びやか、鼻の穴は広がる、直接目を見る
軽蔑	唇をすぼめて緊張している、あごは硬く、目を細めて一点を見つめる
興味・関心	額が上にあがり、目を大きく開いて、微笑み、口は開いて、顔の筋肉はリラックス
恐怖	筋肉が緊張、頭を下げ、目はときどき見る。口は閉じる
ケアリング	柔らかなまなざし、筋肉はリラックス、微笑み

資料：Arnold et al., p206, 2007

3）質問をする

・ナースにとって質問が重要な理由

　ナースにとって「質問」のスキルが重要であることは、第2章で詳しく説明した。質問は、患者との関係の最初から最後まで絶えず使っていくコミュニケーションのスキルであり、ケアプランに必要な患者に関する情報収集には欠かせないものだ。適切な質問により、患者はナースが自分に十分に注意を払ってくれていることを感じる。的を射た質問をすることで、「この人は有能なナースだ」と、ナースに対する信頼も高まる。注意しなければならないことは、一方的な質問攻めで、尋問を受けているような感じを患者に抱かせてはいけないことだ。

・治療的コミュニケーションでのオープン / クローズド・クエスチョン

　質問には、オープン・クエスチョンとクローズド・クエスチョンの2種類がある。イエスかノー、あるいは一言で答えられる質問が、クローズド・クエスチョンで、反対に自由に考えや感情を述べてもらうものがオープン・クエスチョンだ。

オープン・クエスチョンの 例 ⋯⋯⋯⋯⋯⋯⋯⋯⋯⋯⋯⋯⋯⋯⋯⋯⋯⋯⋯⋯⋯⋯⋯⋯

「病院にくることになったのはどうしてですか？」
「退院後はどのように過ごされますか？」

　オープン・クエスチョンは、臨床場面では有効な質問の仕方だが、そのまま自由に話をしていては雑談になるので、ナースは徐々に焦点を絞って質問を続け、ポイントを浮かび上がらせていく必要がある。例えば次のように質問する。

　「その痛みについてもう少し詳しくお話いただけますか？」

　しかし、救急や分娩時などでは、早急に情報収集をしなければならないことから、クローズド・クエスチョンを用いる。

クローズド・クエスチョンの 例 ⋯⋯⋯⋯⋯⋯⋯⋯⋯⋯⋯⋯⋯⋯⋯⋯⋯⋯⋯⋯⋯

「インフルエンザのワクチンを打ちましたか？」
「おなかの痛みは、刺すようなキリキリする痛みですか？」

「この検査は初めてですか？」

　オープンにすべきところをクローズドにしたり、その反対であったりすることがあるので、的を絞った質問をするためには、事前の検討が必要だ。

3.2.1.2 積極的傾聴（Active Listening）

3.2.1.2.1 積極的傾聴の全体像

　ナースにとって、「聴く」スキルの重要性は第 2 章で説明したが、治療的コミュニケーションでは、積極的傾聴という、さらに専門的なスキルを使う。治療的関係を進めるための　「聴く」スキルだ。ナースのスキルの全体像は次のようになる。

1．全般的には笑みを絶やさず、しかし、患者が懸念や心配を示すときには、その程度にあわせた表情や態度にする。
2．うなづきながら聴く
3．姿勢はやや患者に向かって前傾に保つことで、患者への関心を表すことができる。椅子にふんぞり返って座らない。

　では、具体的な傾聴のスキルを説明する。

3.2.1.2.2 積極的傾聴のスキル

　次の 7 つを組合わせて、患者の話を聴いていく。

1）キュー / リード
　会話に興味を示しながら、前傾姿勢で、微笑んだり、うなずいたりする。
　また、次のような短いフレーズを使う。

　「ウン、ウン」「それで…」「それから…」「もう少しお話して…」「続けて…」
　「本当？…」

2）明確化（Clarification）

メッセージの理解を深めるために、さらに詳しく話してもらう。ナースは、落ち着いた声で話し、非難しているような口調にしないようにする。

「起こったことを順番に言ってもらえますか？」

「おっしゃることを私は理解できていないと思うので、例を挙げてくれますか？」

3）言い直し（Restatement）

患者の考えの幅を広げたり、さらに的を絞るために使う有効な方法である。

「おっしゃっているのは（患者の表現や言葉を繰り返す）ということですか？」

「つまり、（患者の言葉）ということですか？」

4）投げ返し（p53 参照）

（ア）パラフレーズ（Paraphrasing）：ナースが、患者のメッセージを、意味を失うことなく自分の言葉に変えることだ。関係形成の最初の段階で患者が問題発言をするときと、ナースが自分の理解や解釈が正しいかをチェックするときに使える、非常に効果的なスキルである。

患者「こんなこともう耐えられない。最悪なのは、がんよりも化学療法よ。もう死にたい」

ナース「もう限界だって言ってるようね」

（イ）感情の投げ返し（Reflection）：メッセージの持つ感情面に注目して質問することで、患者の気づいていない感情を表に出させようとするスキルだ。共感を使って正確に患者の感情を投げ返すことが必要であるが、それには患者を十分、把握しておく必要がある。投げ返すときの質問は、断言せずに、「〜に見えますが？」と尋ねる。患者の感情を解釈するのではなく、患者のコメントの中に感じる感情そのものを言葉にする。

声の調子に対しての投げ返し：

「声に怒りとイライラがあるように見えますが」

メッセージの内容と感情を結びつける：

「事故が起こった時に家にいなかったために、自分を責めているように見えるわ」

「治療が思ったよりも長引いているので、本当にイライラしているようね」

今の感情を過去の経験につなげて：

「このことから、以前病院で十分教えてもらえなかったことを思い出したようね」

5）サマリー（Summarization）

これまでの話の内容と経過を振り返るためのもので、出てきた感情や考えを 2、3 行にまとめる。次の話題に移る前に行う。

「先に行く前に、これまででてきたことをまとめてみましょう」
「私が理解したことを話しますので、もし間違っていたら言ってください」

6）沈黙（Silence）

重要な考えや感情が出てきたあとで、少し黙っている。このときも、傾聴の態度は崩さない。沈黙は慎重に使うことで、強力な傾聴手段になる。沈黙することで、患者には考える時間を与え、ナース自身はこれまでの患者の発言を振り返ることができる。また、ナースが重要なポイントを伝えたあと沈黙することで、患者に重要性を気づかせることができる。患者が沈黙するときは、患者にとって重要な意味のある部分なので尊重する。

7）タッチ（Touch）

言葉で表現できないか、または共感を伝えられないかするときには、タッチは強力な傾聴手段になる。タッチによって言葉の意味は深まる。痛みの部分や、焦燥症状のある患者を優しくさすことで、痛みを緩和し、落ち着きを取り戻させることができる。

3.2.1.2.3　ナースにとって、傾聴のスキルと言語的反応は一体のもの

　治療的コミュニケーションでは、「傾聴」と同時に、ナースは、言葉を使って、患者の強みをアセスメントし、今の健康問題へコーピングさせていく。ナースの積極的傾聴と言語的反応が一体となって、治療的コミュニケーションは進んでいく。

　次のセクションでは、ナースが言葉を使って、指導、励まし、サポート、情報の提供、情報の収集をしたり、患者を目標達成に近づける方法を説明する。

3.2.1.3 ナースの言語的反応

3.2.1.3.1　「治療的な言葉」の一般的特徴

　治療的コミュニケーションにおいて、治療者が選択する言葉の一般的傾向として、以下の特徴がある。

- ・否定は強調せず、肯定を強調する
- ・過去の失敗ではなく、未来の可能性を表す言葉を選ぶ
- ・気持ちを落とす表現ではなく、引き上げる表現を使う。特に気落ちする表現が漢語[104]だと重たくなるので避ける。もし使わなければならないときは、同じ表現でも、やまと言葉[105]を使う

　　○こわい：×恐怖、　○はずかしい：×屈辱、　○かなしい：×悲観

　　○がっかりした：×失望、○望みのない：×絶望
- ・進歩を実感できる表現を使う（「今回は」、「かつてのやり方は」というように、現在と過去をはっきり区別する）
- ・患者の受け入れ可能な表現を使う

　このような言葉の選択傾向があることは、言葉を仕事の道具として使う治療的コミュニケーションでは、当然なことだと言える。ここで重要なことは、患者のコーピングレベルを引き上げられる言葉を選んでいることだ。ほとんどの患者が求めるのは、飛びぬけたすばらしい答えでなく、今の行き場の

104　漢語：漢字の熟語

105　やまと言葉：日本固有のことば。かな文字を使っている。漢語や外来語に対するもの

ない気持ちを、思いやりを持って理解したというフィードバックとサポートであるといわれている。だから治療者の言葉が大きな役割を果たすのだ。

選択した言葉をどのように使って反応していくのかもナースの重要なスキルである。すでに説明された対人コミュニケーションのスキルを、治療目的に沿って組合わせていく。

3.2.1.3.2 ナースの治療的な言語反応

1）患者のメッセージと同じ深さ、意味、言葉を使う。
ただし、深刻な発言には即答しない。

2）同じ内容で反応を行う
否定的にとらえない、焦点をずらさない。

3）適切な語彙を使う
・専門用語は使わない。

・事前に、説明できるように用意をしておく。

・患者や家族は、医療者の説明を分からなくても尋ねてくることはあまりないので、注意が必要である。

・話している最中に何度も、「分かりますか？」と問いかけて確認する

4）焦点を絞る
・患者がいろいろな話を一度に出してきても、交通整理をして焦点をはずさないようにする。

「今日は、このことについてもう少し話しましょう」

・ただし、患者に強要をしないようにする

・患者の気持ちを聴いて、患者自身がその問題について話すことを選ぶように仕向ける

5）例えを使う

- 患者と同じ問題を、別の例えで表現する。例えば、薬を飲まない患者には、食事と運動の指導を守らない肥満の人の例を出す

6）状況の枠組みを変える

- 現実を変えるのではなく、ポジティブな解釈をする
- 例えば、コップ半分の水を、「半分しかない」と考えないで、「半分もある」と考える
- ナースは患者の状況から、ポジティブで有用な要素を見つける。悪いことばかりではなく、例えば、病気になって家族とよく話をするようになったことなどに注目する。患者の強みだと思うものの中から、今の状況に有効なものを使う。「この人はこういう人だから」と決め付けずに、患者の強みになる潜在力を信じる。
- 例えば、「患者があんな乱暴なことをやったり言ったりするのは自分たちのせいだ」と自分たちを責めている家族には、問題の行動や言動の原因は病気であって家族ではない、と区別して考えるように伝える。これをリフレーミング（reframing：枠組みを変える）[106]という

106　リフレーミング（reframing）：考え方の枠組み（前提）を変えること

7）現実を提示する

- 「あなたは○○○だと強く考えていることは分かっているけど、私はそうは見ていません」という。
- バリデーションをする「○○○と思っているように見えるのだけど」

8）ユーモアを使う

- ラポールが成り立ち、信頼関係ができていればユーモアは最も効果的になる
- ジョークで絆は深まる
- 患者にリードさせて様子を見ながらユーモアを使う
- その人を笑うようなジョークは使わない
- 患者の精神状態が不安定だったり、疲れている場合は、支えや安心の方が優先されるので、反応を見てからユーモアを使う

※ユーモアの前に確認すること：

・患者の反応パターンを知る

・過度に緊張した状況ではないこと

・タイミングは適切か

・患者の発達レベルに合わせる（思春期：自分のことを言われたと思うと傷つくことがある）

9）反応を確認する

・患者に確認を求めて、自信をつけさせる発言をする。患者の感情を認めながら、患者にどういう意味なのかを考えるように投げ返す

「手術の前には不安になるのは当然です。何が一番心配か、もう少しお話しくださいますか？」

10）フィードバックを与える（p73-80 参照）

・フィードバックとは、メッセージの受け手から送り手に送り返されたメッセージであり、その中には、評価や訂正の情報が含まれている。メッセージが理解され重要な問題が把握されたことを伝えるものである。ナースにとっては、患者との関係を深めることができるとともに、患者に対して、問題をさらに深く考えていくように促していけるものだ。

・内容のポイントが押さえられた、具体的で有効な内容で、明瞭にかつ正直に伝えられる必要がある。

・通常、発言や行動の直後にフィードバックを送ることが一番効果的である。患者に受け入れる気持ちの用意ができていなかったり、他の人のサポートがなかったり、プライバシーの保護ができない場合には、タイミングへの配慮が必要である。

11）確認を求める（バリデーション）

・ナースが患者の発言を受けて、焦点を絞って自分の言葉で患者の発言の内容を投げ返す。最後にそれで間違いないかを患者に確認する

・確認することで、ナースは誠実であり、患者を尊重していることを伝えられる。結果として、患者は自信を深めることができる

・患者の反応は当然であることを認めたうえで、さらに話してくれるように伝え、患者が意味を探っていけるように導く

12）これから起こることを説明する

・慣れない状況に不安を感じる患者に、これから何が起こるかを伝えて安心させ、効果的にケアに参加させる

「初めて受けられる検査ですね。どうするものかを、お話させていただいてよろしいですか？」

13）患者や家族と一緒に計画を立てる

例えば、糖尿病のインシュリン注射について重要性は理解されたけれど、実行にまだ不安があることが話し合う中で分かったら、退院までにもう一度、一緒にやってみることを計画する。

患者を尊重し、誠意を持ってコミュニケーションしていくことが、どの場合にも重要である。そのために、例文にあるように、必ず、最後に、患者に対して、「そうではないですか？」と述べて、ナースは、自分が言ったことの内容を確認したり、「そのようにしてよろしいですか？」と、これから実施や説明をしてもよいか、確認を取っていることに注意してほしい。

以上の1）から13）までのナースの言語反応の特徴に反する行動は治療的関係を停止させる。

3.2.1.3.3 治療的関係を阻害するナースの言語反応

1）安易な安心を与えたり、社交辞令、表面的な軽い反応は、そこで話が終わったりすると、患者は自分の問題に注意が向けられていないことが分かり、がっかりする

「大丈夫、大丈夫、何ともないわよ」

「あっ、よかったわね」

「私もうれしい」

「いいんじゃないですか」

「主治医の言ったとおりにしておけばいいんですよ」

2）「こうしなさい」とアドバイスを与える

3）間違った推論での、しかもネガティブな部分にだけに注目した決め
　付け

　　　例えば、リハビリテーションで「だめだ、いくらがんばっても歩けないよ」
　　という患者に対して、

　　「歩けないと思うからリハビリをもう止めたいのね」
　　【止めたいとは言っていない】

　　「もう歩けないと思っているんだ」
　　【ネガティブなことにだけ目が行っている】

　　　この場合、前向きな方向に目が向くように、例えば

　　「ちょっとうまくいかなくて元気がないですね。でも全体を見たら、以前は足
　　が前に出なかったけれど、今は出ているし、確実に踏み込む力も強くなっ
　　ていますよ」

　　と以前との比較で進歩したことを示すように返すことが好ましい。

4）善悪や自分の価値観で良い / 悪いと判断する

5）面子（めんつ）を重んじる患者と張り合う（ワンアップの競合）

　　ナース「今日は、疲れられたでしょうから、これで終わりにします」
　　患者「私は疲れていないよ」【患者のワンアップ】
　　ナース「明日続きをやりましょう」【ナースのワンアップ】

患者「ほら、まだできるったら」【患者のワンアップ】

こういうときには、

ナース「私の言うことは的外れかもしれませんが、少し疲れられたのではないですか？残りは明日、続けましょうか？」

または、

ナース「少し疲れたように見えますが、間違っていたら言ってください。明日、残りをしたほうがよいように思いますが？」

とワンダウン表現を用いてフェイスリスクを緩和し（P83参照）、患者とナースでワンアップのシンメトリー・エスカレーションにしない（p71-72参照）。

6)「実は○○○ですか」や「本当は○○○ですか」は、批判的な決め付けに聞こえる

「本当は、悩んでたんでしょう？」

この場合、「〜も」を使うと他の選択肢が増えるので、きめ付けではなくなる。

「悩んでもいるのですね」

演習

- このセクションの治療的コミュニケーションをよく理解した上で、3人1組になり、患者とナース、オブザーバーの役で、ロールプレイをする。患者役は、患者の設定（年齢、性別、病名、症状、今の大きな問題など、どのような患者を演じるか）を決めて、ナース役の人に伝える。ナース役は治療的コミュニケーションを使う。オブザーバー役はよく観察をする。患者とナースは5分間話を続ける。終わったら3人で、まず、ナースのコミュニケーションで、良かったところ、悪かった部分を話し合う。ナースは何が難しかったか、患者はナースが自分の気持ちを理解してくれたか、確かめてくれたか、ナースの言葉からやる気を得たか、どのような感情を抱いたかなど、感想を述べる。オブザーバーも細かく観察したことを出す。ナースのコミュニケーションの改善点をまとめる。役割を交替して、全ての役を経験する。

参考文献

1) Arnold,E.C, Boggs, K.U. : Interpersonal Relationships Professional Communication Skills for Nurses,Fifth Edition,Sr.Louis, Missouri : Saunders, 2007.

2) Hargie, O. & Dickson, D. : Skilled Interpersonal Communication Research;Theory and Practice,Fifth Edition, NY : Routledge, 2004.

3) Kirschenbaum, H. & Henderson, V. L. : The Carl Rogers Reader, New York : Houghton Mifflin Company,1989. 邦訳：カウンセラーなら一度は読んでおきたい厳選 33 論文 , ロジャーズ選集上・下 , 伊東博・村山正治監訳 , 誠信書房 ,2001.

4) Watzlawick, P., Bavelas, J. B., Jackson, D. D. : Pragmatics of Human Communication;A Study of Interactional Patterns, Pathologies, and Paradoxes, W.W.Norton & Company, Inc. ,1967. 邦訳：人間コミュニケーションの語用論 ―相互作用パターン、病理とパラドックスの研究 , 山本和郎監訳 , 二瓶社 ,1998.

5) Riley, J. B. : Communication in Nursing Fifth Edition,St. Louis, Missouri : Mosby,2004. 邦訳:看護のコミュニケーション 原著第 5 版 , 渡部富栄訳 , エルゼビア・ジャパン ,2007.

6) Rogers, C. R. : A Therapist's View of Psychotherapy, Boston : Houghton Miffline Company,1961. 邦訳：ロジャーズが語る自己実現の道 , 諸富祥彦他訳 , 岩崎学術出版社 ,2005.

7) Ruesch, J. : Therapeutic Communication,New York : W. W. Norton & Company, Inc. ,1961.

8) Tomey, A. M., Alligood, M. R. : Nursing Theorists and Their Work, Fifth Edition. St. Louis: Mosby, 2002. 邦訳:看護理論家とその業績 邦訳第 3 版 , 都留伸子監訳 , 医学書院 ,2004.

9) Wachtel, P. L. : Therapeutic Communication;Knowing What to Say When,New York : Guilford Press,1993. 邦訳：心理療法家の言葉の技術―治療的なコミュニケーションを開く , 杉原保史訳 , 金剛出版 ,2004.

10) 工藤直子：のはらうた I, 童話屋 ,1984.

11) 諸富祥彦：カール・ロジャーズ入門―自分が"自分"になるということ , コスモス・ライブラリー ,1997.

第 **4** 章

チームの中でナースの存在感を
高めるコミュニケーション

Words of Wisdom 23

何ごとも、

その価値を心底信じていなければ

成功しない

——（ピーター・F・ドラッカー[107]　）
『プロフェッショナルの条件 いかに成果をあげ、成長するか』より

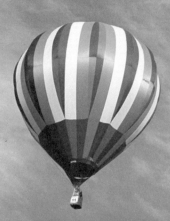

107　Peter F. Drucker（1909-）世界の経営の神様といわれている。

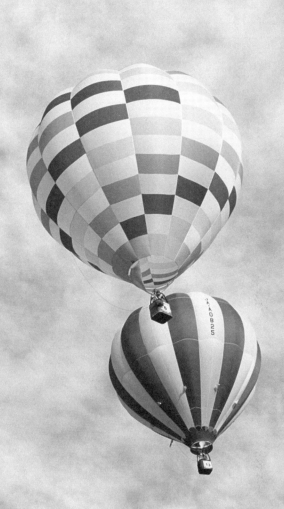
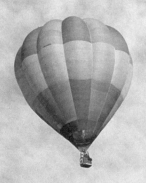
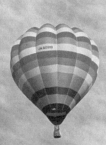

Preview　プレビュー

　医療チームの中でのコミュニケーションについては、言わないでも察してくれるという日本人特有の高コンテキストのコミュニケーションは通用せず、各自ができるだけ細かく説明をして確認していくことが重要であることは説明した。

　この章では、さらに踏み込み、チームの中のコミュニケーションにおいて、「ナースの存在感を高める」ものを考える。

　存在感を高めるには、専門的な知識・技術を強化することは当然必要なことなのだが、同時にナースの発言が重視されるようにコミュニケーションの力を増強することが不可欠だ。ナースの発言が重視されることは、看護への配慮が増えることにつながり、質の高い看護を提供しやすくなる。

　その結果、チームケア全体が向上する。ナースの存在感を高める努力は、ナースだけでなく、患者や家族が必要とする看護を守り、医療全体の質を上げるために重要なことなのだ。

　この章は3つの部分から構成されている。1つ目は、患者や家族に対して、専門家として信頼される説明の仕方を考える。2つ目は、医療チームとのコミュニケーションにおいて、看護の成果が評価される伝え方、医師への説明のし方、ナースの情報および用語の使用の精度、アサーティブ・コミュニケーションの必要性について検討する。最後は、会議の場で効果的な発言や説明をするのに重要なことを考察する。

　最後の会議での発言について一言付け加えると、ナースは、病棟カンファレンスだけでなく、病院内の委員会、学会など、会議に出る機会が増えている。スタッフ・ナースとして、また病棟、個人やグループ代表の発表者として、考えや立場を発言することになる。せっかくの発言の機会に、ポイントを絞った、効果的で、存在感を高められるような発言をしたい。

　そのための基礎知識として、情報の重要度に応じた取捨選択と組み合わせ、および提案順序の工夫の方法を考える。第2章の「説明のスキル」、「効果的な声の出し方と音声表現」も参考にして、各自のエンパワーメントにつなげてほしい。

　坂口さんと伊藤さんは入職 3 年目の同期のナースだ。坂口さんは、今日、病棟カンファレンスで初めて司会をする。病棟カンファレンスは、ナースだけではなく、医師、ソーシャルワーカー、心理療法士、薬剤師、栄養士など、患者にかかわる担当者が全て集まる。司会はスタッフ・ナースがする。これまで、先輩ナースの司会の仕方をよく観察してきた。上手な人とそうでない人がいるが、よいところは取り入れたいと思っている。伊藤さんは、今日、チームリーダーだ。カンファレンスでは、看護サイドの問題点など説明をしなければならない。坂口さんと伊藤さんはちょっと緊張気味ながら、今日のカンファレンスはがんばろうと思っている。適度な緊張感でいい顔をしている。さあ、14：00、カンファレンス室に一同集まった。

　坂口ナース　（顔を上げ、口角は少し上がって若干笑みがある。はっきりとお腹から声を出している）「病棟カンファレンスを始めます。新入院患者の説明のあと、入院患者の問題点について話し合います。まず、新患についてお願いします」

　研修医が新入院患者について説明する。指導担当の川崎医師が小声で研修医に「入院からの流れを話していたのでは現在の問題点が分からない」と注意を与えている。

　坂口ナース　「今日のリーダーナースの伊藤さん、新入院の○○さんが低血糖状態だとのことですが、入院後の問題点を説明してください」

　伊藤ナース　「はい、血糖値は 98mg/dl に改善しました。意識も回復しています。問題は、（ちょっとポーズを入れ）見当識障害です。病院にいることが理解できていません。ご家族に聞きますと、物忘れが 1 年ほど前から出ているとのことでしたが、検査も治療も全く受けていません。今回は、経口血糖降下剤を飲みすぎて意識をなくしたとのこと。息子さん家族とは同居していますが、服薬管理ができていなかった状況を全く、認識していませんでした」

> 　時系列の説明で問題点を浮き彫りにできないと、指導医から注意を受けた研修医とは対照的に、このカンファレンスで、坂口、伊藤両ナースは、がんばっている。坂口さんの司会は、その開始の言葉とともに冒頭に全員を集中させた。伊藤さんの新入院患者の説明は、問題点をしっかりアセスメントした上でデータを組み入れ、チームに提示している。

学習のポイント

1：ナースが評価される話の仕方を理解し、実践する

2：目的に応じて、論旨や表現の変更ができる

キーワード

アサーティブ・スキル、話の切り取り方、経時的（時系列）、因果関係、比較／対比、旧情報と新情報

4.1 患者や家族に対して

患者や家族に対しては、表現を少し、工夫するだけで、専門家らしい表現になる。

4.1.1 主治医と相談をしてお返事します

患者や家族に対して説明する場合、主治医に確認の必要な事項では、「先生に聞いてきます」や「先生の指示をもらいます」と答えるのではなく、「主治医と**相談をしてお返事します**」と答える。看護実践では、医師の指示が必要なものがあるのは事実だ。でも、専門職者であるナースは、いつでも医師の指示を仰ぎながら実践しているのではないはずである。医療チームでは「患者にとって最善のことは何か」について、各専門職者の視点で意見を出して相談しながらケアを進めていくことになる。

同じように、処方された薬や食事療法について説明するときも、「主治医がこの薬を飲む（食事の取り方を守る）ように言っています」としてしまうのではなく、現在の病状に関連付けた具体的な科学的情報を加えて、

　「血圧をよい状態に保つために、食事や運動にも注意されていますが、並行して、多くなっている血液の中の脂肪を減らさなくてはなりません。そのための薬です」
　「これまでの血糖値から、1日に摂るカロリーは 1,500 キロカロリーにする必要があります」

といった形で説明する。

重要なことは、適切な生物医学的な知識を、患者や家族に理解できる形で、**ケアリングを加味して伝える**ことだ。これが、同じようなことを説明したとしても、医師が行う説明と違いが出てくる部分である。話の最後には、必ず、次の言葉を付け加える。

　「何か分からないことはありますか？あれば、いつでもお尋ねください」

4.2 他の医療職者への説明

4.2.1 ナースが評価されるような伝え方をする

4.2.1.1 自分の成果を主張する

　多職種チームの中で看護の成果を主張することは、チームワークを乱すことにはならない。チームの中で看護の貢献が正しく評価されていることは、チームケア全体が強いということを意味する。チームの中でナースの役割は黒子ではない。ナースは、チームのメインプレーヤーの1人としてとして看護の成果を説明できる必要がある。

　バーニス・ブレッシュとスザンヌ・ゴードン（Buresh & Gordon, 2006）は、多職種が協働してケアをする文脈で、ナースはすばらしい貢献をしたのにもかかわらず、チーム全体でやったとか、他職種者（医師など）のおかげだといった説明をする傾向があると指摘している。興味深い例を挙げている。ある救命救急室で息子を事故で亡くした女性が息子の死を受け入れられず混乱し、ショック状態になっていた。ERのチームは、その女性に鎮静剤を使用するという方針を立てようとしたが、1人のナースが反対した。鎮静剤では息子の死の受容を遅らせるだけだからと主張したのだ。そして、そのナースは1時間以上、女性のそばに付き添って息子の死を拒否する気持ちを落ち着かせ、悲嘆の過程を進めた。ケアの計画を提案してそれを実行し、成果を出したのにもかかわらず、そのナースが最初した説明はこうである。

　「その母親のケアはチームでやったものだ」

　実際は、誰がしたのかと重ねて尋ねると、

　「自分と医師が共同でやった」

　それは違う。医師はすぐに別の仕事に出て行った（関わっていない）。ショック状態の母親に付き添い、家に戻れるまで回復させたのは彼女だった…ずっと

質問を重ねていって、最後には、彼女は自分がケアをしたといった。（Buresh & Gordon, pp92-93, 2006)

　ナースが看護の成果を他職種の人のおかげだといっても、他職種の人たちは自分の成果をナースのおかげだとは言ってはくれない。ナースの成果を周りに説明できるのはナースだけだ。チームで看護の成果が認識されなければ、看護が軽んじられる。患者が必要とする看護ケアが優先されなくなってしまうのだ。

4.2.1.2 **貴重なナースのデータ**

　ナースはベッドサイドで患者を一番良く把握している専門職者だ。他の専門職者にとってナースがもたらす患者のデータ、情報は大変貴重なものである。もちろん、ナースは正確で内容の濃いデータを収集できる能力を高めていかなければならない。それと同時に、収集したデータを不用意に伝えるのではなく、ナースの観察力や情報収集力を正当に評価されるように伝えていく必要がある。本書を使ってやり方を工夫してほしい。

4.2.2　**専門家への説明は正確な情報と用語の使用**

　医療職者間のコミュニケーションで、特に注意しなければならないのは、専門用語を正確に、効果的に使用しなければならないことだ。間違えると専門能力に不要な疑いがかかる。説明に伴う数字や固有名詞（人や場所の名前）、役職は必ず、正確に伝える。これらの情報は、前提情報として出てくることも多く、それほど注意しないことも多いのだが、それだけに間違ったことを伝えると、信用をなくしてしまうので注意したい。パワーポイントや配布資料を作成するときも上記の基本的情報はエラーのないようにする。些細なエラーであるが、足元をすくわれることになる。

4.2.3　**医師への説明**

　臨床では、具体的な患者の病状や状態の変化を始めとした問題点を主治医

に説明したり指示を求めたりする場面が、日常的に生じる。もちろん説明内容は状況に応じて変わるが、押さえておくべき共通のポイントは次のようになる。

❶ （当直医など、あまり接触のなかった医師の場合は、ナースの名前と職位を告げる）

「病棟看護師の渡部です」

❷ （必要であれば）患者の名前、（主治医でない場合）診断名、その他関わる人の名前を伝える

❸ 問題を簡潔に述べる
　今の問題についての<u>事実</u>、つまり、バイタルサイン、検査データ、発熱や発汗、水分摂取量と尿量など、客観的なデータを提示するとともに、ナースが観察した関連事項を述べる。

「38.5.0°Cまで発熱し発汗で寝衣を交換しました。水分摂取を促していますが、午前8時から12時までの摂取量は朝食の牛乳を含めておよそ300ccです。この間、排尿はありません」

❹ 現在実施中およびこれから実施予定の対策を説明する
「水分摂取を促すとともに、今日の輸液を開始しました。水分出納を改善し、氷枕と、腋下およびそけい部の冷却を行い、解熱剤の使用をして体温の低下を図り安楽を回復させます」

❺ それでも解決できない問題
「ただ、今日の輸液は500ml1本です。発汗量が多いので、水分量が全く足りません。午前中に排尿がなく、また唇が若干乾燥気味なのも気になります。このような状態なので、今日は、輸液の増量が必要ではないかと思います」

　　ベッドサイドで一番状態を把握できているのはナースである以上、患

者の状態を考えて、ナースのサイドから医師に提案することは当然あるわけで、その場合、この例のように水分出納という科学的データと、口唇の乾燥という<u>ナースが行った</u>観察データを明瞭に医師に提示し指示を求めるか、必要であれば提案をする※。

❻ 結論を記録する
・ナースにとって質問が重要な理由
・実施責任者（担当の医師とナース）の名前を記す
・新たな指示の内容を要約して記載する（特に電話による会話だと必ず記録する）
・具体的な時間枠（実施予定時間や時間間隔など）を記録する

以上、❶から❻まで説明したものの中で、ナースと医師の間で、文脈や前提（情報や背景知識を指す）を共有していたら、省略していいものもあるだろう。そこは、状況に応じて変化させてほしい。ただ、逃してはならないポイントは次のものである。

・重要な事実を正確に述べること
・関連するナースの観察結果を提示して、問題点とナースとしての目標をアサーティブに説明すること
・不明なことはそのままにせず、必ずその場で確認すること

※実際の臨床現場では、医師に対してナースが意見を述べる、提案をする状況は、そのナースの臨床経験、上司の考え、職場の風土で変わってくると思われる。ただ、多くの場合に採られている手順は、まずナースが、事実を正確に説明し、それに対して医師が指示を出す。その指示が患者を危険にさらすか、安全を保証できないとナースが判断する場合は、ナースが意見を述べる。そうしなければ、患者を守るという看護の倫理に反することになるからである。患者を中心に考えたとき何が一番大切なのかが、判断の基準になる。各施設や職場の考え方ややり方も考慮しながら、対応していただきたい。

4.2.4 アサーティブ・スキルの必要性

　ナースが他の職種の人たちと話をするとき、アサーティブ・スキルは必須である。各分野の人間が、それぞれの立場から、患者にとってベストであると考えることを発言し、最適なチーム医療を実現していくからだ。ナースがアサーティブに根拠（データ）示して説明できなければ、ナースの発言が採用される可能性が低くなってしまう。そのしわ寄せは患者にくる。すでに述べたように、患者に必要な看護ケアが優先されなくなるのだ。

4.3 会議などにおける発言

　ナースには、病棟カンファレンスだけでなく、院内のいろいろな改善委員会の会議に出席したり、また学会などで、研究成果の発表だけでなく、質問や問題提起のために発言する機会が増えている。そんなときに役に立つ発言や発表の仕方について説明する。説明のスキル（p85-95 参照）に関連することだが、別途注意が必要なことをここでは述べる。

4.3.1 話の切り取り方

4.3.1.1 時系列から重要ポイントへの視点のシフト

　ナースが業務で行う記録は、経時的に記した[108]患者記録である。時間の流れにおける患者の状態の変化を記している。

108 経時的記録：時系列、つまり、時間の古い順番や手順（1つの作業の順番）に従って記録すること

図2 患者記録の例

時間	処置	記録	サイン
13：00		昼食 1/2 摂取	
17：00	氷枕	T38.5°C、「暑い」という	
	ポンタール 2 錠経口投与	水 200cc 飲む	
19：00	寝衣交換	T37.0°C 発汗	

　この記録を文章に移し変えるとすると次のようになる。

　「A さんは、13：00 に昼食を半分量摂取しました。17：00 に 38.5°C に発熱し、「暑い」と言っています。氷枕をして、ポンタール 2 錠を経口で投与しました。19：00 には 37.5°C に解熱しています。発汗がありましたので寝衣交換をしました」

このように時間の順番に把握することは、患者の病状の回復程度、ケアの効果の評価に重要だ。カルテだけでなく、一般的にいっても、私たちの思考は、時間の流れで進んでいくので、物事を時系列で把握しがちになる。しかし、会議の場面で問題提起や質問をしたり、また、自分の経験を例として出したりするときに、効果的な説明にはならない。重要ポイントが時間の流れの中に埋もれてしまうからだ。

4.3.1.2 一番大事なことは何ですか？

まず、何が一番大事なことなのかを特定し、それを前面に出して論旨を組み立て、効果を高めた説明をする必要がある。一番重要である理由を説明するために、下記例文の下線部のように、因果関係、比較や対比を使う。（p90参照）

例 ❶ ....

Aさんは脱水気味です。38.5°Cに発熱したのに 200cc しか水分を摂取していません。しかも、解熱のために、発汗多量です。水分補給が必要です。
【因果関係】

例 ❷ ....

今日でAさんの発熱は3日間続いています。朝は、熱が下がっているのですが、夕方になると38.0°C以上に上昇します。今、38.5°Cでしたので、解熱剤（ポンタール）を投与しました。他に症状は見られません。
【共通性、対比】

例 ❸ ....

Aさんのインシュリン量を確認する必要があります。今日は発熱もあり、いつもより食事の摂取量が落ちて、昼食が半分量だけ、また夕食はまだ摂っていません。
【比較】

4.3.2 情報には旧情報と新情報がある

4.3.2.1 重要なのは新情報、新情報を中心に聴く

　情報には古い情報 （旧情報、known information）と新しい情報 （新情報、new information）[109]がある。1 つの文を主部 （テーマ：主語に当たる）と述部 （レーマ：述語に当たる）に分けると、第 1 文は主部にも述部にも新情報が来て、新情報 + 新情報の形になるが、2 文目からは前の文を受けて旧情報 + 新情報になる。情報の重要度としては旧情報よりも新情報の方が高い。よい例文があったので、それを使って説明しよう。旧情報から新情報にスムーズに流れている文章の好例だ。

　「ワーク・ライフ・バランスとは、個人それぞれのバランスで、仕事と生活の両立を無理なく実現できる状態のことです。仕事と生活を調和させることで、両者間に好ましい相乗効果を高めようという考え方とその取組をさします…。働く看護職の幸せが、その家族に、病院に、患者さんに、地域の住民に広がり、そんな地域が増えることで社会全体に幸せが広がります」

（社団法人日本看護協会専門職支援・中央ナースセンター事業部 （2010）『看護職のワーク・ライフ・バランス推進ガイドブック』p9、p12. URL　http://www.nurse.or.jp/kakuho/pc/various/guidebook/pdf/guidebook.pdf　（2011 年 2 月 12 日）

　この例では、すべて新情報である 1 文目 （「ワーク・ライフ・バランスとは、個人それぞれのバランスで、仕事と生活の両立を無理なく実現できる状態のことです」）の内容を受けたものが、2 文目の最初の 「仕事と生活を調和させることで、」だ。これが旧情報になって、2 文目は旧情報 + 新情報 「両者間に好ましい相乗効果を高めよう…」という形になる。3 つ目の文の冒頭 「働く看護職の幸せ」はその前の情報をすべて受けたものを意味している旧情報である。それに 「その家族に、病院に、患者さんに、地域の住民に広がり、そんな地域が増えることで社会全体に幸せが広がります」という新情報がつながる。
　これを図で表すと次のようになる （図 3）。

109 旧情報：既に述べられた情報のことで、文の冒頭の主語や、「～については」の部分に来るものである。すでに分かっている内容なので情報の重要度は低い。

　新情報：新しく出てきた情報で、文の述部など文の後半部分にくる。知らない内容なので情報の重要度は高い。文は後ろにいくほど、重要な情報が来る。

図3 旧情報と新情報の関係

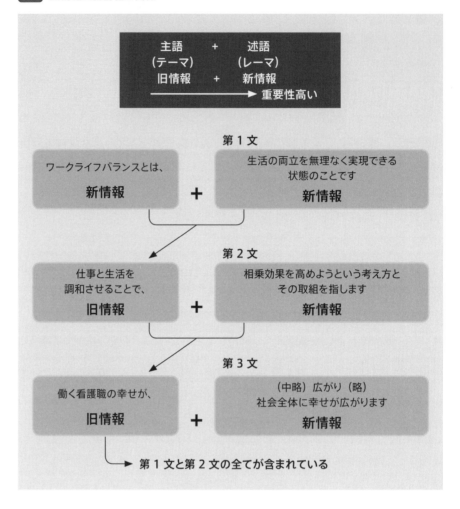

　旧情報は既知情報（すでに分かっていること）なので、未知である新情報の方が重要である。つまり、文は、後ろに行くほど大事な情報が来る。話を聴くときには、経時的に（時系列：時間の流れに沿って）情報が流れてくるので、背景情報と関連付けながら、最初の段階でしっかり聴いて情報の意味の枠組みを組み立てる。それができたら、新情報を集中的に聴いて、作った意味の枠組みに加えていく。上記の例文では、「ワーク・ライフ・バランスとは仕事と生活の調和された好ましい状態のことだ」ということを理解したら、今度はこの旧情報ではなく、新情報を重点的に聴いていく。これは、論理的に「聴く」ための方略[110]だ。会議の席では、話を共感的に聴くというより、論点の焦点を定め、議論、場面によっては論戦していくことが優先されるからだ。

110　方略：方策、または戦略のこと

4.3.2.2 旧情報は省略できる：簡潔に伝達するための１つの方法

　発言や質問をするときも、冒頭に先の発言を受けた旧情報をもう一度繰り返すのではなく、自分の結論を最初に提示して、そのあとに理由あるいは根拠を述べるという順序が好ましい。患者とのコミュニケーションでは、患者が言ったこと（旧情報）に共感を表す言葉の後で意見を述べる（新情報）ことが多いが、会議では旧情報に固執しすぎると、発言が長くなってしまう。一番言いたいことが最後に出てくるのでは、聞いている人はずっと待たされるわけで、これではすっきり伝わらない。会議では、必要のあるときにのみ自分の結論との関連性を示す程度に旧情報に触れ、ダイレクトに結論を持ってくるようにする。

　以下はQ/A（質疑応答）の例である。先のワーク・ライフ・バランスの説明のあとに出てきたものと仮定して、検討してみよう。

Q：「<u>自分のレベルで仕事と生活を両立できるのがワーク・ライフ・バランスだといわれましたが、</u>それは子育て支援でしょう？独身者にしわ寄せがきませんか？」

A：「違います。ワーク・ライフ・バランスのライフは子育てだけではありません。「仕事以外の生活」全部のことです」

　質問（Q）では、下線部の「自分のレベルで仕事と生活を両立できるのがワーク・ライフ・バランスだといわれましたが、」は旧情報だ。例文のように、この旧情報を入れてしまうと、意識的に後ろの質問部分を強めて発言する必要がある。この文の目的は、自分の疑問について答えを得ることだからだ。ここでは、この旧情報（下線部）は省いて、ダイレクトに「ワーク・ライフ・バランスは子育て支援でしょう？独身者にしわ寄せがきませんか？」（新情報）と質問だけを出す方が簡潔だし、質問が際立ってくると思われる。

　それに対する例文の答え（A）は好ましい形になっている。最初に「違います」とはっきり否定しているからだ。ここで「ワーク・ライフ・バランスは子育て支援だけかと尋ねられましたが」と旧情報を出す必要はない。一番大事なのは、質問者の発言が「違っていること」をはっきりさせることと、正すべき情報である「仕事以外の生活全部のこと」（新情報）を付け加えることだからだ。

4.3.2.3 旧情報を繰り返す場合は意図的にする

但し、旧情報を意識的に入れる場合がある。これまで出てきたことを確認する必要がある場合、また、反論する場合に相手の発言に敬意を払ったり、「あなたのことはこの点は分かります。でも…」と相手の発言への理解を伝えてフェイスリスク[111]を緩和した上で、自分の反対意見を伝えるときなどだ。これは少々発言が長くなることは覚悟で、意識的に旧情報を使って発言している場合である。だから、無意識に旧情報から入るパターンになった発言とは異なる。

111 フェイスリスク：顔をつぶすリスク（p83 参照）

4.3.3 一番大事なことを中心に表現を変更する

4.3.3.1 目的に応じて情報提示の順序と表現を変える

もう1つ重要なことを説明する。同じ内容でも、目的に応じて、情報提示の順序や表現を変えていく必要があることだ。次の例を見てみよう。

> 「チームリーダーを決めてメンバーの意思統一を図ります。チームは方向性をそろえることが必要です。働き方を変えることは、職場のシステムを変えるだけでなく、組織を変えることを意味します」

この例には3つの文がある。

- ・チームリーダーを決めてメンバーの意思統一を図ります
- ・チームは方向性をそろえることが必要です
- ・働き方を変えることは、職場のシステムを変えるだけでなく、組織を変えることを意味します

この3つの文の内容はそれぞれ、常識で分かり、全体でも大体、意味は理解できるのだが、1つの文から次の文へのつながりがよくなく、何かはっきりしない。この例文を、次の1から4までの目的に沿って表現を変えていく。

❶ チーム作りの手順について話す場合（チーム作りの経時的な流れを示す）
「まず、チームリーダーを決めてメンバーの意思統一を図ります。チームリーダーが決まったら、チームは方向性をそろえることが必要です。

メンバーの意思統一を図ることで、まとまった行動ができるからです。チームのメンバーの方向がそろえば、職員全体に現状への問題意識を促せ、改善策を全体で話し合う雰囲気も出てきます。職場での改善活動は、職場のシステムを変えるだけでなく、組織を変革させることなのです」

　このような、時間の流れの順番を説明したものは、全体の情報が網羅されているものの、問題点や強調点を意識的に伝えているものではない。以下、2から4は強調点が明確な文例である。

❷ チームリーダーの重要性を主張する場合
「チームに最も大切なのは、強力な統率力と改革への理解と意欲を持ったリーダーです。でなければ、メンバーの意思統一が図れず、チーム活動に入ることができません。リーダーが、自分の職場の現状と問題点を把握し、組織が目指す姿と実現可能な解決策について、話し合える方向に導いていきます。組織変革ができるチームには、必ず、強力なリーダーシップがあるのです」

❸ メンバーの重要性を主張する場合
「チーム活動では、個々のメンバーの役割をいくら強調してもしすぎることはありません。チーム全員が自分の職場の現状と問題点を把握するからこそ、最終的に組織が目指す姿と実現可能な解決策について、全体で話し合っていけるようになるのです。このような組織の改革には、各メンバーの着実な努力の積み重ねが、非常に重要です」

❹ 職員の意識を強調した場合
「働き方を変えていくには、職員 1 人ひとりが現状に問題意識を持つかどうかにかかっています。それがないと、組織が目指す姿と実現可能な解決策について話し合いできるところまでいきません。職場の改善活動は、単に職場のシステムの変更だけでなく、意識変革にもなります。職員の意識改革を避けることはできません」

4.3.3.2 内部で話していることをそのままの形で 決して外には出さない

　このように、同じ内容でも、切り取り方によって異なる説明ができる。会議では、目的に沿って説明を組み立てて発言する。特に部署や病院を代表して外部の会議に出席するときは、組織の考え方を、目的や重点　（優先すべきこと）に沿って、話の順序を組み換え、表現を変えていく。重要なことは、決して内部で話しているそのままの状態で、外に出すことがないようにすることだ。また、発言の前には、まず頭の中でまとめ直して　（紙に書いたりしてもよい）、それから話し出すことを、日常、心がけてほしい。

参考文献

1) Arnold,E.C, Boggs, K.U. : Interpersonal Relationships Professional Communication Skills for Nurses, Fifth Edition,Sr.Louis, Missouri : Saunders,2007.

2) Buresh, B., Gordon, S. : From Silence to Voice What Nurses Know and Must Communicate to the Public,New York : Cornell University Press,2006.

3) Hargie, O. & Dickson, D. : Skilled Interpersonal Communication Research; Theory and Practice,Fifth Edition, NY : Routledge,2004.

4) Patterson, K., Grenny, J., McMillan, R., Switzler, A. : Crucial Conversations Tools for Taling when Stakes are High,N.J. : McGraw-Hill,2002.

5) Patterson, K., Grenny, J., McMillan, R., Switzler, A. : Crucial Confrontation Tools for Resolving Broken Promises,
Violated Expectation, and Bad Behavior. N.J. : McGraw-Hill, 2005.

6) Riley, J. B. : Communication in Nursing Fifth Edition, St. Louis, Missouri : Mosby, 2004. 邦訳：看護のコミュニケーション原著第 5 版 , 渡部富栄訳 , エルゼビア・ジャパン ,2007.

7) Tannen, D. : You Just Don' t Understand! ; Women and Men in Conversation, New York : HarperCollins Publishers, 2007.

8) P・F・ドラッカー：プロフェッショナルの条件—いかに成果をあげ、成長するか , 上田惇生訳 , ダイヤモンド社 ,2000.

9) 社団法人日本看護協会専門職支援・中央ナースセンター事業部編：看護職のワーク・ライフ・バランス推進ガイドブック , 社団法人日本看護協会 ,2010.
URL　http://www.nurse.or.jp/kakuho/pc/various/guidebook/pdf/guidebook.pdf
（2011 年 2 月 12 日）

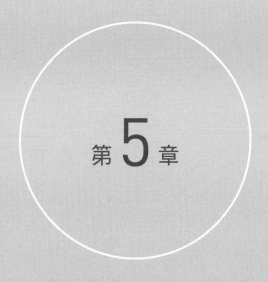

第 5 章

コンフリクト・アプローチ

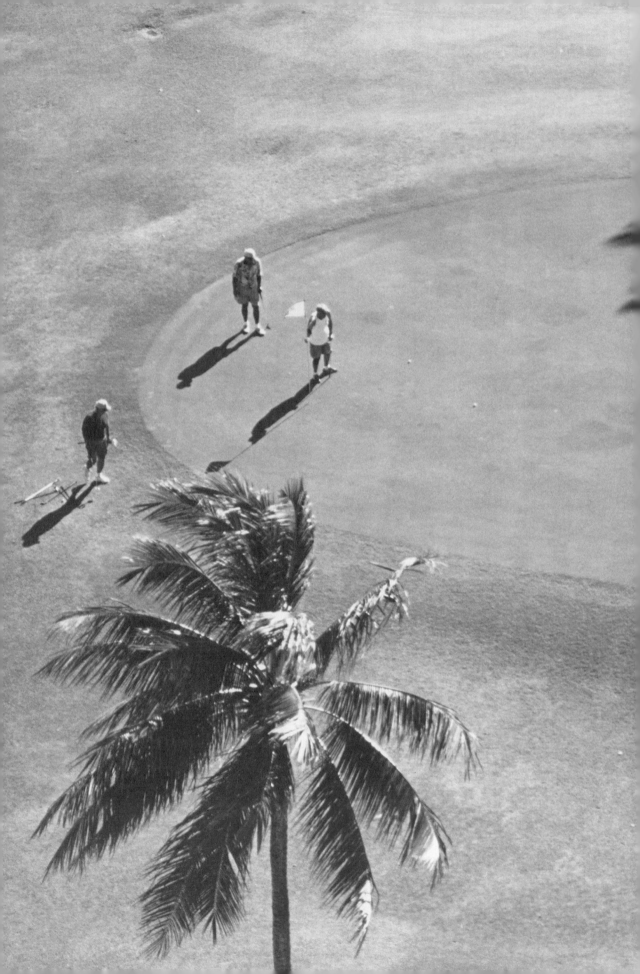

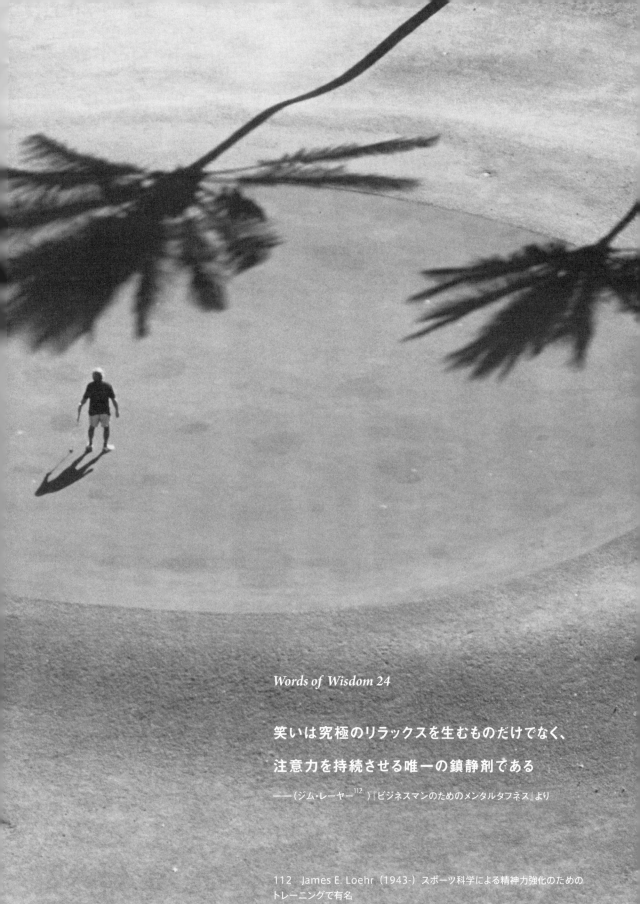

Words of Wisdom 24

笑いは究極のリラックスを生むものだけでなく、

注意力を持続させる唯一の鎮静剤である

——（ジム・レーヤー[112]）『ビジネスマンのためのメンタルタフネス』より

112　James E. Loehr（1943-）スポーツ科学による精神力強化のための
トレーニングで有名

コンフリクトで、相手やその状況に嫌な感情を残した経験は、誰にもあるだろう。しかし、そのようなことが医療現場で起こると、各医療職者の注意が逸れて効果的な動きができなくなり、その結果、患者が適切なケアを受けられず、アウトカムが損なわれてしまう。

コンフリクトは人間関係において必ず生ずるものだ。かつては、コンフリクトは封じ込めてしまうことが最善の策だと考えられていたが、今は、コンフリクトは健全なもので、適切な対処によって、人間関係が成長するという考え方が主流になっている。

保健医療のように異なる役割の人間が多数関わる場面で働く場合、仕事を進める上で、コンフリクトの発生の仕組みと対応方法を学ぶことは、とりわけ有益だ。また、ナースは女性が今なお多い職種なので、ジェンダーや職業特性というコンフリクトへの反応に影響を与える要素も認識しておく必要がある。

この章のポイントは、コンフリクトという緊張状態で、ともすれば、引いてしまったり、報復を考えたりするときに、感情的なしこりを残さず、双方にとっての利益になる方法（win-win の結果）を、事例を通して検討することだ。これを、協働型コンフリクト・マネジメントといい、すでに学んだアサーティブ・スキルをコンフリクトに対応できるように改変して用いていく。

　準夜勤のナースから日勤のナースに対して苦情が寄せられた。昨日、引継ぎの時間に入院があってその対応を準夜勤ナースがしている最中、その患者にショック症状が起きた。救急常備薬に不足があり、人数が少ない中、薬局まで取りに行くことができず、隣の病棟から借りて、何とか対応したというのだ。患者の容態は安定した。しかし、準夜勤ナースは「日勤の仕事が不完全だと、人数の少なくなった準夜勤では対応できないし、このごろこのようなことが増えているような気がする」と訴えている。

　昨日は、日勤ナースにとって、日中に入院が4人もあった超多忙な日だった。引継ぎの時の入院患者については、先の入院患者への対応で手がとられ、準夜勤者に任せた。日勤ナースは引き継ぎ直前に、救急常備薬を2種類使ったけれど、補充することをすっかり忘れて帰ってしまったのだ。日勤ナースは、「昨日の忙しさは特別で、日勤の仕事がいい加減だというのは当たらない」と反論している。

> 　この対立は、病棟の交替勤務間で出てくる問題としては、あながちまれな種類ではないだろう。読者の職場であれば、どのように対処しているだろうか？

❗ 学習のポイント

1：コンフリクトが生じる仕組みを知る

2：従来からあるコンフリクトの対応方法を認識する

3：コンフリクトへの反応に影響を与える要素を考察する

4：コンフリクトに対応するためのアサーティブ・スキルを学ぶ

キーワード

コンフリクト、協働型コンフリクト・マネジメント、アサーティブ・スキル

5.1 コンフリクトの仕組み

5.1.1 相容れないニーズのぶつかり合い

コンフリクトとは、ニーズが対立する中で生じる緊張のことで、一方が行動するともう一方の目標達成の邪魔になる状態である。人間関係では避けることができないものだ。1つの考え方として、これまでうまくいっていた関係に配慮の必要性を警告する信号だともいえる。だから、コンフリクトは、対応方法によって、以前よりも関係を改善できる可能性があるものなのだ。

コンフリクトの原因には、誤解、コミュニケーションの不備、価値観や目標の違い、人格の衝突、ストレスが考えられる。ナースと患者や家族、ナース間、ナースと他の医療職者、患者間のいずれにもコンフリクト / 衝突の生じるおそれがある。

コンフリクトが起こると、本来、建設的な人間関係を育てるのに注がれるはずのエネルギーがコンフリクトに回され、関係が停止する。患者とナースの場合、治療的関係が進まず、患者の自立した健康改善がなされなくなってアウトカムが低下してしまう。

5.1.2 一方が他方に脅威を感じる

コンフリクトは、相容れないニーズのぶつかり合いであるとともに、一方が、他方に対して、自分の自尊心や支配力（影響力）が脅かされていると感じている状態でもある。例えば、自分の話を途中でさえぎられる、提供できる情報以上のものを提供しろと求められる、限界以上の時間を要求される、セクハラに遭遇する、個人攻撃のターゲットになる、新しい方法を試したいのに古いやり方で物事を行うことを強要されるなどといった状態だ。

患者が怒り、コンフリクトに発展する場合、それを誘発するナースの行動には、例えば、患者に対してきつい話し方をする、口調が非難的である、口先だけの共感や現実的でない気休めをいう、患者の考えを理解していないことが分かる、専門家として上から目線で話すなどがある。こうした場合に患者は、怒りや自分の主張 / 理由付け、相手（ナース）の批判などをし始める。

5.2 ４種類のコンフリクトのマネジメント

　昔は、コンフリクトは封じ込めた方がいいとされたが、今は、コンフリクトは健康的で成長を促せるものだという考え方が主流になり、この考え方を基本にして、コンフリクトの対応策が指導されている。コンフリクトへの反応には次の４つがある。

- **回避（Avoidance）**：女性が多用していた方法だ。ナースもよく使っていた。ただ、回避すれば、解決が先送りになり、lose-lose 状況になる。アサーティブな対応ではない。

- **順応（Accommodation）**：相手への妥協や譲歩により波風を立てないでスムーズな関係を求めることで、表面上の平和を求めるものだ。しかし、問題に向き合ったわけではないので、後で問題が再燃する。アサーティブではない lose-win の方法だ。

- **競争（Competition）**：攻撃的で妥協がない。昔の企業の社長が採っていた方法で、部下にストレスが大きくかかっていた。即決が必要なときに使える方法だが、win-lose になる。

- **協働（Collaboration）**：問題解決の協調的スタイルで、関係者双方がお互い満足できる解決策を導き出すという最も効果的な方法だ。win-win になる。

　協働は下記の４つの段階を踏む。

☐ 協働型コンフリクト・マネジメントの４段階
- ➊ 両者の問題点を特定する
- ➋ 前提を明らかにする
- ➌ 本当の問題を特定する
- ➍ 協働して双方が満足する解決策を見つける

5.3 コンフリクトに対する反応に影響を与えるもの

5.3.1 ジェンダー

　決定的な証拠ではないが、ジェンダー[113]や文化、また職業的な特性がコンフリクトへの対応方法に影響を与えるものとして論じられている。ナースがアサーティブ・スキルを身につける場合、考慮しなければならないのが、女性の特性である。女性は、周りの人間と協調して円滑な関係を作ることを重視する (Tannen 2007) ので、コンフリクトには回避や順応を採用してきた。男性は妥協をせずに自分の主張を通し抜こうと、アサーティブ・スキルを使ってコミュニケーションをするが、女性は、そうではなかった。

5.3.2 文化

　また、文化の中でも、日本のように、集団主義[114]が重んじられてきた国や地域では、和や協調が重んじられ、コンフリクトに対しても回避や、非対決的な反応がとられる傾向がある。

5.3.3 ナースの職業特性

　もう1つ、ナースは、職業的に規則や指示に従い仕事をしてきたという特性がある。

5.3.4 コンフリクト対応に必要なアサーティブ・スキル

コンフリクトへの対応にはアサーティブ・スキルが必要だと述べた。しかし、

女性が今尚多いナースという職業は、長い間、アサーティブ・スキルに疎遠な環境にある。さらに、集団の和という関係性を重んじてきた日本では、アサーティブ・コミュニケーションとは馴染まない文化であるといわれてきた。英語の名詞形である assertion が日本では「主張」や「断言」と訳され、しっくりこないようなところもある。

　これまで学んだことの復習になるが、アサーティブ・コミュニケーション（p30-35参照）は、決して一方的な主張や断言のことではなく、相手と自分の権利の双方を守った建設的なコミュニケーションである。内容をあいまいにせずに明瞭に自信を持って発言することで、相手の誤解を未然に防ぎ、自分の発言に責任を持つことだ。だから、アサーティブ・スキルは、患者や家族、多職種チームでのコミュニケーションだけでなく、治療的な関係作りにも不可欠な要素になっている。

5.3.5　アサーティブ・コミュニケーションに必要な自己努力

　アサーティブ・コミュニケーションのスキルはどの人も身に着けることができるものだが、それには自己努力が必要だ。本書を参考に、アサーティブなコミュニケーションを心がけてほしい。また、職場、地域社会、またテレビなどのメディアでもいいので、お手本になると思えるアサーティブな人の発言をよく見て研究するとよい。そして自分でやってみて、どうだったか評価することが効果的な方法だ。

5.4 コンフリクト対応のための アサーティブ・スキル

　以下に挙がっている例文はモデルである。アサーティブにものが言えるのには、慣れも必要なので、自分の中に、定型表現を作って、すぐに使えるようにしてほしい。

❶ 相手を尊重する
相手の権利を無視したり侵害してはいけない。しっかり安定した声で、アイコンタクトを適切に（目を離さず、でも闘争的な目ではない）、ゆっくり落ち着いて話をする。

「私は○○○については分かりました」
「私は○○○だというお気持ちは理解いたしました」

❷ 「現在の問題となる事実」のみを取り上げる
相手の行動や態度に対する自分の解釈や感情は事実ではない。心の中で思い巡らすことは、自分が作り上げた主観的なストーリーであって、その正当性については、相手に確認したものではない。また、以前起こった問題を取り上げるのでもない（昔のことを言われても相手には何のことだか分からない）。よくあるのは、以前からの感情を心の中に溜め込んでおいてそれを爆発させることである。溜め込んだ感情は自分の解釈の蓄積だ。

「あなたの性格がこうだから、いつもこんな話になる」
「あなたって人間が問題なのよ」

　このように心の中の解釈の多くは、相手の性格や傾向を主観的に判断したものである。双方が実際に共有するのは、現在の事実のみで、過去や未来のことではない。現在の事実のみ、取り上げる。

❸「私は」で文を始める

「なぜ、そんなことをしたの？」と質問の形では始めてはいけない。これは修辞疑問文（p50 参照）で、実際の意味は質問ではなく、非難だ。「私は」で文を始めることが一番いいアサーティブな発言になる。自分が考えたか、感じたかしたことを自分の言葉で話すことは、コンフリクトに対する自分の立場を明確にし、自分の発言に責任を持つことだからである。

「私は◯◯◯と感じています」
「この状況は私にとって◯◯◯です」

「あなたは」で文を始めると、相手を非難していることになり、初めから相手を身構えさせてしまう。それだけではなく、「あなたは」のあとの内容は、自分の主観的な推測に基づく解釈であり、一方的な決めつけになる。

❹「私はあなたが◯◯◯であることを望む」

自分が好ましいと思う変化について説明する。相手に変えてもらいたい態度や行動について述べるのだが、ここでも、「私」を主語にして、自分がそう望んでいることを明確にする。

「あなた」を使って、「あなたは◯◯◯しなければならない」「あなたは◯◯◯すべきだ」と決め付けてはいけない。

期待を述べる： 「私は◯◯◯となってほしいです」
　　　　　　　 「この状況で必要なのは◯◯◯です」
結果を挙げる： 「もしそうされると、◯◯◯になります」（よい結果）
　　　　　　　 「もししないと、◯◯◯となります」（悪い結果）

❺ 最後に「それでよろしいですか？」と確認の質問をする

5.5 コンフリクト具体例とその対応

以下に3つのコンフリクトの例を挙げて応答例を示し、解説を加える。

5.5.1

例❶ ナース vs 医師

> 12：40 病棟の日勤ナースは昼食休憩中だ。この時間は、2人の遅出出勤の
> ナースが業務に当たっている。そこへ、医師が入ってきて、ガーゼ交換に行くか
> らつくようにといった。しかし、遅出ナースのあなたは、別の患者Aさんに鎮
> 痛薬注射をしなければならない。Aさんは、もう、かなり痛みを我慢していた。
> もう1人の遅出ナースは別の患者の処置に入っている。医師は、「速くしろよ。
> 何ぐずぐずしてんだ。いそがしいんだよ」と言っている。

● 応答例

1. 「ガーゼ交換を急いでいることは分かりました。私は、そのような頭ごなし
   な言い方をやめていただきたいです。ガーゼ交換にはつきますが、私は今
   から、Aさんの鎮痛薬の注射を打たなければなりません。5分待っていただ
   きたいですか？それでよろしいですか？」

2. 「忙しいからって、そんな、速くしろよとか、ぐずぐずしてんだとか、そんな
   言い方しかできないの。ナースは召使じゃないのよ。今、やることがあるから、
   自分で行ってください。そこに包交車があるわよ」

3. 「(ビクッ) ええっ、いえ、いま、注射をし…Aさんの痛み…（どうしよう）わ、
   わわかりました。い、いきます」（Aさんの鎮痛薬入りの注射器をそのままに
   して包交車のところに小走りで行く）

□ 解説

1 はアサーティブ、2 は攻撃的、3 はノンアサーティブな応答だ。もう、分かっただろうが、好ましいのは 1 のアサーティブな対応である。冒頭の「ガーゼ交換をいそいでいることは分かりました」で今の相手の状況を認識したことを伝えている。次に「私は頭ごなし…やめていただきたい」と「私は」を主語に、自分が不当な扱いを受けたことに対する改善を相手に求めている。そのあと、また「私は」を主語に、自分が今、やらなければならないことを明らかにして相手に 5 分間待ってほしいと自分の希望を述べて、最後に、「それでよろしいですか」と尋ねている。自分も相手も尊重した win-win の関係になる。

2 番目は、なんとしてもこの対決は譲れないというナースの感情が前面に出た攻撃的な win-lose の状況（自分は勝って相手を負かす）だ。その立場を支持する根拠として「召使じゃないの」という主観的な解釈を言葉で表現している。これは（客観的な）事実のみを問題にするというコンフリクト・アプローチの原則からはずれる。相手が感情的になったときに、同じ感情のレベルで対応すると、ワンアップの応酬（p71 参照）になって、どんどんエスカレートし、収拾がつかなくなる。

3 番目はナースが、アサーティブではなくワンダウンの状態になっている。感情的なエスカレートは起こらないが、鎮痛薬を待っている受け持ち患者も含めてナースはすべての部分で譲歩してしまっている。自分の権利を放棄し相手の要求のみを聞き入れた lose-win の関係になる。

アサーティブ・スキルによる対応だけでは、解決にならない場合がある。この例の場合も、1 番の応答だけでは根本的な解決にはならない。同じことが繰り返される可能性がある。ガーゼ交換などの処置について、ナースと医師間で、患者にベストなケアができるように、時間を含め適切な協働の基準やルールを作っていくことがチーム活動には必要だ。それには、p175 の協働型のコンフリクト・マネジメントのプロセス[115] が有効である。この協働型プロセスをこの例に当てはめてみると以下のようになる。

協働型プロセス

1. **両者の問題点**：ガーゼ交換に行きたいためにナースについてほし

[115] 協働型コンフリクト・マネジメントの 4 段階：①両者の問題点を特定する、②両者の前提を明らかにする、③本当の問題を特定する、④協働して双方が満足する解決策を見つける

い医師。別の患者の鎮痛薬投与のためにガーゼ交換につけないナース。自分の主張を高圧的に話す医師。それに気分を害したナース。

2. **両者の前提**：医師は処置にはナースがつくべきでだと思っている。ナースは複数の受け持ち患者のケアをしており、患者の状態により判断をして手順を進める必要があると考えている。

3. **本当の問題**：医師とナースの双方の前提が食い違っているのは、相手の仕事の流れが異なりそれに対する理解と尊重がないことと、業務の調整がなされていないこと

4. **双方が満足できる解決策**：ナースと医師が一緒に話し合う。相手の業務について不明なことは尋ねて確認する（前提が異なる場合、不明なことは自分の前提で推測するのではなく、相手に確認することが不可欠）。問題点を出し合ってまとめ、優先すべきことと譲歩可能な部分をすり合わせて解決案を生み出す。（一定期間実践し、不備があれば改善する）

　この話し合いの中で、この医師は、その日の外来診療が12:30に終ったばかりで、13：30から手術が始まるために、その間の時間で病棟の患者のガーゼ交換を済ませようとしていたことが分かった。昼食の時間を犠牲にする可能性があるけど、その時間しか空いていないのでガーゼ交換に来たのだ。話し合いの中で医師の厳しい勤務事情が一端になったコンフリクトであったことが出てきた。

　だからといって、無謀な発言がなされてよいと言っているわけではない。不当な言葉に対しては、ナースは、受け入れられないことをアサーティブに伝えなければならない。対人関係では不当なことはその場で拒否する必要がある。そうでなければ、相手は、それが受け入れられることだと思い、さらに軽んじる態度を続ける可能性があるからだ。

　ただ、この場合、押さえたいポイントは、この例のように多職種協働のチームにおいては、職種ごとに前提としていることが異なるので[116]、

116 異文化間コミュニケーションとして考えることができる（p18-19参照）

双方が話し合う機会が必要だということだ。もし、話し合う機会が設けられない場合は、ナースが疑問に思うことはナースの前提で解釈や推測をするのではなく、必ず相手にその場で、疑問点を質問し、相手が考えていることを確認することが求められる。そこで初めて、双方の前提の違いが理解でき、完璧な解決策とはいえなくても、双方が譲歩しながら協働できる形を、作っていける。

5.5.2

例❷ ナース VS 患者

　面会の家族とともに無断で2時間外出して戻ってきた男性患者。受け持ちナースは患者の不在に気がつき、捜していた。戻ってきたところを見つけ、「先ほどから捜していたんですよ。どちらかに行っていらしたんですか？」と尋ねる。患者は、「そうだよ。それがどうしたっていうんだよ。出たかったから外出したんだよ。何か文句があるのか。この病院はどうなってんだ。あんたじゃダメだ。師長を呼べ。院長を呼べよ」と逆切れしてしまった。

● 応答例

1. 「外に行きたかったんですね。ごめんなさい。そうよね。ずっと、病院にいるのでは息が詰まっちゃうわよね。今、師長にきてもらうからね」

2. 「入院のときに無断で外出はいけないと説明してあったのに、それを破ったのはあなたよ。何のために入院しているの。自分の病気のことを分かっていないから、同じことを繰り返すんじゃない」

3. 「病室にいらっしゃらないので、看護師が手分けをしてあちこち捜しました。私たちはとても心配しました。でも、こうして姿を確認できてホッとしています。明後日、再度検査をして判断することになりますが、昨日の検査では値が十分に下がっていなかったので、今しばらく外出も控えて安静が必要な状況です。（少し、声に張りを持たせて）無断での外出はいけません。私たちは患者さんの大切な命をお預かりしている以上、責任があります。○○さん（そ

の患者の名前）も、それをご理解の上、行動していただくようお願いいたします。それで宜しいでしょうか？」

☐ 解説

　読者は、答えを言うまでもなく分かっただろう。アサーティブなのは3である。相手への懸念を表現することは尊重になる。現在の事実と状況から安静の必要性を説明するとともに、患者の安全面から無断外出は認められないことを「私は」を主語にはっきり説明し、理解を求め、確認の問いかけをしている。

　この患者の場合、表面上の問題は無断外出という入院のルールを守らない患者なのだが、本当の問題は、患者が病状について理解していないことだと思われる。何が不足しているのか、さらにアセスメントが必要だ。解決策としては、患者の感情の評価をしながら具体的に指導の必要な部分を特定して、別途、指導の機会を設けることを計画する。

　1は、完全にlose-winでアサーティブでないがために、今後も同じことが繰り返されるだけでなく、他の入院患者に対しても、勝手なことが認められるという認識を与えてしまうおそれがある。

　2はwin-loseで、患者を一方的に非難し、「同じことを繰り返す」といったこの場の事実にないことを持ち出している。たとえ既往歴に現在の病状と同じことがあったとしても、コンフリクトの場面では今の事実に注目する必要がある。このようなナースの対応では、患者は今後、ナースの言うことを全く聞かなくなると思われる。

5.5.3

例❶ ナース vs ナース

　育児休暇を取得するナースに対して、独身ナースが「こんな休みを取る人ばかりいるから、私たちの仕事が大変になる」と言い出した。この意見は病棟のナースのチームに少しずつ広がり、子育て中のナースと独身ナースの対立になりつつある。

□ 解説

　これまでの対応例のパターンから望ましい形は想像できるだろう。ここでは応答例を省き、対処について解説する。

　休暇や勤務表をめぐってのコンフリクトは労働問題が関わってくる。ワーク・ライフ・バランスの実現の1つとして育児休暇があるわけだが、休暇の補充が上手くなされないと、独身ナースの超過勤務が増えて、不公平感を感じ、コンフリクトになってしまう。結果としてチームは上手く機能せず、ケアにしわ寄せが来ることになる。

　この場合、育児休暇を取得するナース個人は、

　「私は、家庭と仕事のバランスをとりながらナースを続けていきたいと思います。そのために、今回、育児休暇をとります」

と自信を持って発言する必要がある。しかし、そのような当事者のアサーティブな態度だけは十分ではなく、組織の問題として、育児休暇という職員の当然の権利が職員間で十分に理解されて受け入れられること（ワーク・ライフ・バランスの学習会や職場での話し合い）、休暇取得者の欠員を補充して一部の人の過剰な労働負担を防ぐことと、さらに言えば、それらを含めてナースが出産・子育てのために離職することなく仕事を継続できるように、育児休暇の取得を促すことができる組織への意識改革をしなければならない。職員の中に、そうした働きやすい職場が共通した前提になったとき、コンフリクトの根本的な解決策に近づける。

Words of Wisdom 25

**あらゆる文明の住民は他の文明の住民と
共通して持っている価値観や制度、
生活習慣を模索し、それらを拡大しようと努めるべきである**
——サミュエル・P.ハンチントン[117]

117　Samuel P. Huntington (1929-)
『文明の衝突と21世紀の日本』から（集英社新書）

演習

1. これまで経験したコンフリクトを 1 つ取り上げ、どう対応すべきだったかを検討しよう。協働型コンフリクト・アプローチを使い、問題、前提、本当の問題に分けて分析し、最後に解決策を出す。それらを記録する。

2. クラスを 6 つに分ける。各グループで、この章の冒頭にある Episode 8 のシナリオについて、対応策を講じる。そのあと、各グループが話し合ったことを発表し、全体で適切なコンフリクト・アプローチを討議する。

参考文献

1) Arnold,E.C, Boggs, K.U. : Interpersonal Relationships Professional Communication Skills for Nurses,Fifth Edition, Sr.Louis, Missouri : Saunders,2007.

2) Hargie, O. & Dickson, D. : Skilled Interpersonal Communication Research, Theory and Practice,Fifth Edition, NY : Routledge. 2004.

3) Riley, J. B. : Communication in Nursing Fifth Edition,St. Louis, Missouri : Mosby, 2004. 邦訳：看護のコミュニケーション原著第 5 版，渡部富栄訳，エルゼビア・ジャパン ,2007.

4) Patterson, K., Grenny, J., McMillan, R., Switzler, A. : Crucial Conversations Tools for Talking when Stakes are High, N.J. : McGraw-Hill,2002.

5) Patterson, K., Grenny, J., McMillan, R., Switzler, A. : Crucial Confrontation Tools for Resolving Broken Promises;Violated
Expectation, and Bad Behavior,N.J. : McGraw-Hill, 2005.

6) サミュエル・ハンチントン：文明の衝突と 21 世紀の日本 , 鈴木主税訳 , 集英社新書 ,2000.

7) ジム・レーヤー、ピーター・マクラフリン：ビジネスマンのためのメンタルタフネス , 高木ゆかり訳 , TBS ブリタニカ ,1992.

8) 社団法人日本看護協会専門職支援・中央ナースセンター事業部編：看護職のワーク・ライフ・バランス推進ガイドブック , 社団法人日本看護協会 ,2010.
URL　http://www.nurse.or.jp/kakuho/pc/various/guidebook/pdf/guidebook.pdf
（2011 年 2 月 12 日）

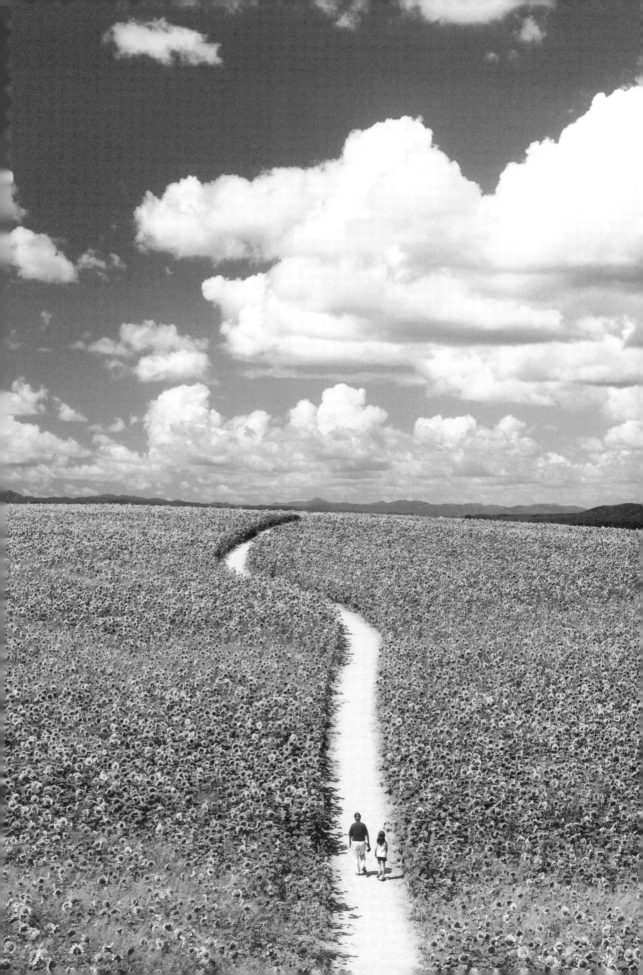

索引

おわりに

　これまで、ナースに必要なコミュニケーションのスキルを、how to ではなく、コミュニケーション理論から関連性のある原理／原則を示し、実践的に応用できることを念頭に説明してきた。8つの Episode とともに、本文中には、具体的な例を挙げているので、スキルの活用に必要なポイントは示すことができただろう。

　コミュニケーション理論の中で第2章の 「聴く」で触れた語用論について、少し説明を加えておく。これは、話者の意図／動機に注目し、文字通りの意味と話者が伝えたかった真意との違いを研究対象にするもので、著者が最も関心を持つ言語コミュニケーションの理論である。

　例えば、発言の中に相手を動かそうとする命令や依頼のメッセージがあるということは、単に 「腹芸」といった話ではなく、人間のコミュニケーションには通常そういうことが含まれるということなのだ。話者の真意を理解するには推論と文脈が重要になる。

　認知面からのコミュニケーションの分析になり、研究や教育実践など応用範囲は広い。すでにフェイス （相手の顔を立てること:p83 参照）に注目した医師の言葉の傾向分析といった論文も出ている。

　語用論は看護のコミュニケーション研究にも有効であると思われるが、それについては、本書の範囲を超えるので述べてはいない。本書で語用論について若干の説明をしたのは、ナースの実務において、関係作りや問題解決への適切な行動を導き出すのに、文脈と推論を意識して考察していくことが避けて通

れないことを理解することが必要だったからだ。入門書を参考文献に記しておいたので関心があれば参照いただきたい。

　実際の 「現場」では、何が起こるかわからない。この瞬間にも、いろいろなことが起こっている。しかも、1つの出来事にいろんな要素が関わるだけでなく、同時にいくつもの出来事が生じる。瞬間ごとで、優先すべき行動が異なるとともに、最大の効果を上げるための行動の組み合わせも違ってくる。

　さらに、それを瞬時に判断しなければならない。それだけではない。ナースが働く現場は集団や組織の場だ。そこには固有の規範や文化がある。

　そうしたナースが直面する複雑さを、書物で再現することには限界がある。読者には、本書で学んだことを手がかりに、実践においては、組織や個別の事情、また具体的な場面に則して対応し、建設的な関係や状況に進めていっていただきたい。

　最後に大切なことを述べる。看護とナースは、社会の中で応分の評価と尊敬を受け、支援されなければならない。これは求めてしかるべきことだ。もちろん、仕事を守ることは職業人にとって大切だが、看護において、このことが特に重要性を帯びてくるのは、看護が人間の本質にいつも対峙する仕事であり、人々はナースのケアを必要としているからだ。

　これは看護をアドボケイトすることであり、ナースが率先して行い、看護とナースへ支援を広げていかなければならない。ナースのコミュニケーション力の強化は、看護を守り、社会の幸せにつながっていくことなのだ。

著者が看護の世界で過ごしたのは、10〜20歳代の多感なころだった。精神的なベースは、看護の世界で作られたと思っている。会議通訳者の仕事を始めてからも、看護界からはICN（国際看護師協会）の大会を始め、数多くの看護の国際会議の同時通訳の機会をいただいた。国内外のナースからは、たくさんのことを与えられ、学ばせてもらっている。著者のコミュニケーションと看護の知識が本書という形になって、少しでも看護とナースの役に立つのであれば、これ以上の喜びはない。

　いったん扉を開けて入ったコミュニケーションの学びの先にあるのは、出口ではなく、一生をかけて学び作っていく豊かな未来だ。自分が楽しいと思う充実した生活を工夫し、学びのエネルギーを常にチャージすることを忘れず、足元に広がる未来への道を、力強く、進んでいってもらいたい。
　本書を、看護に携わる全ての人々にささげる。

［ 謝辞 ］
　本書の作成に当たり、40年以上に渡る友人で、現場一筋の看護部長である山口三千代氏から貴重な意見をいただきました。ライフサポート社の佐藤信也氏には、本書を執筆する機会を与えていただくとともに、忍耐強く支えていただきました。心より感謝いたします。

わたなべ とみ え
渡部 富栄

大東文化大学スポーツ・健康科学部看護学科 特任准教授

専門分野：コミュニケーション（看護、医療、異文化、通訳 / 翻訳）
看護師、通訳者 / 翻訳者。
1957 年大阪府生まれ。国立がんセンター（小児科病棟）で看護師として勤務する。1998 年大東文化大学大学院経済学研究科博士前期課程（通訳論専攻）修了後、英日会議通訳者として ICN（国際看護師協会）や ICM（国際助産師連盟）を始めとした多くの看護・保健医療、また政治や経済の分野の国際会議で同時通訳を提供してきた。
研究分野はコミュニケーションで、2007 年に訳書『原著第 5 版 看護のコミュニケーション』（エルゼビア・ジャパン社）、2011 年に著書『対人コミュニケーション入門 看護のパワーアップにつながる理論と技術』（ライフサポート社）を出版した後、2012 年から 2013 年「保健指導が変わる！実践・対人コミュニケーションスキル」（『産業看護』誌 メディカ出版）の連載、2016 年「コミュニケーションの基礎知識とスキル」「コーチング・ティーチング・カウンセリング Q & A」（『産業保健と看護』誌メディカ出版）の掲載など、看護分野のコミュニケーションに関する記述を数多く出す。また、看護・福祉分野の専門機関、病院看護部主催のコミュニケーション講座で講師を務めている。日本における医療通訳の発展にも尽力し、2015 年より医療通訳技能認定委員を務め、2017 年厚生労働省の外国人患者受け入れ環境整備事業として、『医療通訳育成カリキュラム基準』とその『指導要領』、テキスト『医療通訳第 2 版』の作成に携わった。2018 年度より大東文化大学スポーツ・健康科学部看護学科の専任教員として、看護コミュニケーション論、英語コミュニケーション、医療英語の科目を担当している。

本書は発行元がライフサポート社から照林社へ変更しました。2022 年 7 月 10 日初版第 7 刷発行の『対人コミュニケーション入門』と同一の内容です。

たいじん　　　　　　　　　　　　　にゅうもん
対人コミュニケーション入門
かんご　　　　　　　　　　　　　りろん　ぎじゅつ
看護のパワーアップにつながる理論と技術

2024年3月4日　第1版第1刷発行	著　者　渡部　富栄
	発行者　有賀　洋文
	発行所　株式会社照林社
	〒 112-0002
	東京都文京区小石川 2 丁目 3-23
	電　話　03-3815-4921（編集）
	03-5689-7377（営業）
	https://www.shorinsha.co.jp/
	印刷所　株式会社シナノ パブリッシングプレス
	装　丁　山崎平太（ヘイタデザイン）